上肢リハビリテーション評価マニュアル

Arm Rehabilitation Measurement Manual for performance and scoring

Action Research Arm test
Fugl-Meyer test (arm)
Box-and-Block test

原著：Thomas Platz　Cosima Pinkowski
　　　Frederike van Wijck　Garth Johnson
監訳：藤原俊之
　訳：藤原俊之　新藤恵一郎　新藤悠子

医歯薬出版株式会社

● 監訳者 ───────────────────

藤原　俊之（ふじわら　としゆき）　　順天堂大学大学院医学研究科リハビリテーション医学

● 訳者 ───────────────────

藤原　俊之（ふじわら　としゆき）　　順天堂大学大学院医学研究科リハビリテーション医学
新藤恵一郎（しんどうけいいちろう）　東京都リハビリテーション病院リハビリテーション科
新藤　悠子（しんどう　ゆうこ）　　　慶應義塾大学医学部リハビリテーション医学教室

Thomas Platz, Cosima Pinkowski
Frederike van Wijck, Garth Johnson

ARM – Arm Rehabilitation Measurement

Manual for performance and scoring of the

Fugl-Meyer test (arm section),

Action Research Arm test, and the

Box-and-Block test

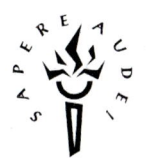

Deutscher Wissenschafts-Verlag (DWV)
Baden-Baden

Autoren:

Priv.-Doz. Dr.med. Thomas Platz
Arzt für Neurologie, Rehabilitationswesen
Dipl. in Epidemiology and Biostatistics
(Mc Gill)
Charité – Universitätsmedizin Berlin
Campus Benjamin Franklin
Abteilung für neurologische Rehabilitation
Klinik Berlin
Kladower Damm 223
D–14089 Berlin

Frederike van Wijck, MSc BSc MCSP ILTM
Lecturer
School of Health Sciences
Queen Margaret University College
Leith Campus
Duke Street
UK–Edinburgh EH6 8HF

Dipl. Med.-Päd. Cosima Pinkowski
Ergotherapeutin
HAWK, Hochschule für Angewandte Wissenschaft und Kunst
Fachhochschule Hildesheim / Holzminden / Göttingen
Fakultät Soziale Arbeit und Gesundheit
Tappenstraße 55
D–31134 Hildesheim

Professor Garth R Johnson, PhD FREng
Centre for Rehabilitation and Engineering Studies
School of Mechanical & Systems Engineering
University of Newcastle upon Tyne
Stephenson Building
Claremont Road
UK–Newcastle upon Tyne NE1 7RU

Cover-Gestaltung: Priv.-Doz. Dr.med. Thomas Platz

Bibliografische Information Der Deutschen Bibliothek
Die Deutsche Bibliothek verzeichnet diese Publikation in der Deutschen Nationalbibliografie; detaillierte bibliografische Daten sind im Internet über http://dnb.ddb.de abrufbar.

1. Auflage
Gedruckt auf alterungsbeständigem, chlorfrei gebleichtem Papier

© Copyright 2005 by
Deutscher Wissenschafts-Verlag (DWV)®
Postfach 11 01 35
D–76487 Baden-Baden

www.dwv-net.de

Alle Rechte, insbesondere das Recht der Vervielfältigung und Verbreitung, vorbehalten. Kein Teil des Werkes darf in irgendeiner Form (durch Photokopie, Mikrofilm oder ein anderes Verfahren) ohne schriftliche Genehmigung des Verlages reproduziert oder unter Verwendung elektronischer Systeme verarbeitet, vervielfältigt oder verbreitet werden.

ISBN: 3-935176-42-2

原著序文

　医学の進歩と同様にリハビリテーション医学も急速に進歩している．近年，新しい治療法，治療機器，薬物治療が紹介されているが，しっかりとした評価がされているものは少ない．伝統的なリハビリテーションに関しても科学的根拠が欠けていることが多いのが現状である．

　それゆえに，医療費の観点からも治療的介入の効果やその対費用効果がさらに厳しく求められており，それに答える必要がある．エビデンスに基づくリハビリテーションを求める傾向は適切なアウトカム評価の使用を必要不可欠なものとしている．

　ADLや痙縮の評価に比べて，上肢運動機能の評価は，まだ臨床の場でルーチンで行われていない．この領域の適切な評価の使用に関する情報もトレーニングの場も少ない．

　プラッツ博士らが記した本書『上肢リハビリテーション評価マニュアル』は3つの評価法：Fugl-Meyer test, Action Research Arm test (ARAT), Box and Block testの概要を示すとともに，非常に優れたマニュアルとなっている．

　最初に各評価法の特徴を示し，その基礎となる概念や理論を示し，テストの評価方法や特性を簡便にまとめている．使用可能な詳細なマニュアルがない評価方法が多いが，本書により，Fugl-Meyer test, Action Research Arm test (ARAT), Box and Block testの3評価方法の詳細なマニュアルが得られた．本マニュアルは評価開始肢位や患者への細かな指示の仕方，採点の指針も含んでいる．なお，本マニュアルはEuropean ComisionがスポンサーとなっているDRAMA (Developments in Rehabilitation of the ARM) プロジェクトを通じて開発された．

　本マニュアルを通じて，多施設でも標準化や信頼性の確立された評価が可能となった．本書はわかりやすく書かれ，イラストも非常に役立つ．それゆえ，私は多くの読者が，本書によりアウトカム評価を改善し，最終的には神経リハビリテーションの治療的効果を改善させることを期待する．

カール・ハインツ　モーリッツ
国際ニューロリハビリテーション学会
ヨーロッパ地区副理事長

ベルリンにて　2005年3月

監訳者序文

　近年，中枢神経障害における可塑性が注目され，その結果，脳卒中片麻痺患者においても上肢機能障害へのアプローチが数多く報告されており，世界的には機能障害への治療的介入が注目を集めている．

　翻って，わが国でも世界に引けをとらない多くの先端的な治療的介入の研究開発が行われている一方，いわゆるADL評価のみをアウトカムとして，専ら上肢機能障害に対しては代償的手段が中心となっている傾向もまだ認められる．

　治療にはアウトカム評価が必ず必要であり，その評価は，目指すものを測定できなければ意味がない．機能障害へのアプローチに対しては機能障害の評価方法が必要である．

　本書は，現在世界的に上肢機能障害の評価法として普及している3つの評価法であるFugl-Meyer test, Action Research Arm test（ARAT），Box and Block testのマニュアルである．臨床の場での有用性はもちろん，研究の場でも，標準化され，多施設で信頼性の高い評価を可能とする本マニュアルは非常に有用なものであろう．

　本書の著者であるプラッツ博士は，人柄はもちろん，学術的にも非常に優れ，現在の上肢リハビリテーションの世界を牽引するリーダーの一人である．私も2000年にクリニックベルリンのカール・ハインツ　モーリッツ教授のもとで短期研修した際に非常にお世話になっている．個人的な縁もあり，今回本書を翻訳できたことは私にとっても大変幸せなことであった．

　なお，本書の翻訳にあたり，慶應義塾大学医学部リハビリテーション医学教室の里宇明元教授よりいただきましたご指導に深謝いたします．また，本書の刊行にあたり多大なご協力を賜りました医歯薬出版編集者をはじめとする諸氏に感謝いたします．

東海大学医学部専門診療学系
リハビリテーション科学 准教授　藤原俊之

日本語版出版に際しての序文

　標準化された評価はいわゆるゴール志向型リハビリテーションに必要不可欠なものである．上肢リハビリテーションに関して言うと，世界的に高い注目を集めている評価法は本書で述べている Fugl-Meyer test, Action Research Arm test, Box and Block test である．Fugl-Meyer test の上肢項目は選択的な運動の能力，体性感覚，関節可動域，疼痛という観点から機能障害を評価している．本評価法は床効果や天井効果が少ないことより，重度から軽度の機能障害まで適用が可能である．この評価を使うことにより，実際の日常生活での機能には変わりはなくとも上肢機能の変化を記録できる．Action Research Arm test と Box and Block test は一側上肢での機能的制限を評価している．握ることしかできないような場合でも，上肢機能の評価が可能で，経過に伴う改善を評価することができる．

　国際的な臨床評価の結果からみると，Fugl-Meyer test, Action Research Arm test, Box and Block test の3つの評価はアウトカム評価として使うことができると思われる．本書はこの3つの評価法の評価方法ならびに採点方法のマニュアルである．このようなガイドなしに上肢機能の評価を多施設にわたって比較可能なかたちで行うことは困難であるし，そこで得られた結果の比較も困難である．ヨーロッパ・タスクフォースでは，多施設間での標準化された評価法の導入が必要であり，それを促進するという国際的な展望により，このマニュアルを開発した．

　著者の一人として，本書が日本で翻訳され使用されることを非常にうれしく思います．そして読者のみなさんが日々の診療に本書を役立ててくれることを願っております．

トーマス　プラッツ
医学博士
Ernst-Moritz-Arndt 大学神経科学部門教授
BDH-Klinik Greifswald　ニューロリハビリ
テーションセンター・脊髄損傷ユニット

目 次

1. オーバービュー ·· 1
2. はじめに ·· 2
3. 上肢機能評価の特徴 ·· 5
   - 3.1. Fugl-Meyer test とは ··· 5
     - 3.1.1. 概念と理論 ··· 5
     - 3.1.2. 解説 ··· 6
     - 3.1.3. 方法 ··· 8
     - 3.1.4. 採点 ··· 9
     - 3.1.5. テストの特性 ·· 11
     - 3.1.6. 目的 ··· 14
     - 3.1.7. コメント ·· 15
   - 3.2. Box and Block test とは ·· 16
     - 3.2.1. 概念と理論 ··· 16
     - 3.2.2. 解説 ··· 16
     - 3.2.3. 方法 ··· 17
     - 3.2.4. 採点 ··· 17
     - 3.2.5. テストの特性 ·· 17
     - 3.2.6. 目的 ··· 19
     - 3.2.7. コメント ·· 19
   - 3.3. Action Research Arm test とは ···························· 20
     - 3.3.1. 概念と理論 ··· 20
     - 3.3.2. 解説 ··· 21
     - 3.3.3. 方法 ··· 23
     - 3.3.4. 採点 ··· 23
     - 3.3.5. テストの特性 ·· 24
     - 3.3.6. 目的 ··· 25
     - 3.3.7. コメント ·· 25

4.	上肢機能評価スケールのマニュアルに基づいた使用に関するテスト特性	26
4.1.	信頼性と妥当性	26
4.2.	信頼性	27
4.3.	妥当性	28
4.4.	要約	30
5.	上肢機能評価スケール使用の手引き	31
5.1.	テストに際しての一般的な注意	31
5.1.1.	開始肢位	31
5.1.2.	一般的な評価の手引き	31
5.1.3.	患者への指示	32
5.1.4.	採点に際しての一般的な手引き	32
5.2.	Fugl-Meyer test 上肢項目マニュアル	33
5.2.1.	一般的注意	33
5.2.2.	Fugl-Meyer test の方法および採点	35
5.3.	Action Research Arm test マニュアル	94
5.3.1.	一般的注意	94
5.3.2.	Action Research Arm test の方法および採点	98
5.4.	Box and Block test マニュアル	106
5.4.1.	特別な注意	106
6.	文献	109
7.	謝辞	126
8.	評価シート	127

1 Overview
オーバービュー

　神経学的に障害を有する患者は世界中にたくさんいるが，最も多く見られるのは脳卒中，多発性硬化症，外傷性脳損傷である．その大多数は上肢機能の低下を認め，日常生活の自立が障害され，保健サービスの必要性が増加している．このような脳卒中，多発性硬化症，外傷性脳損傷による上肢機能の喪失は地域における社会・経済的負担となっている．

　介入（intervention）の効率，費用効果を確立するためにはアウトカムの評価がきわめて重要である．しかしながら，アウトカムの評価は日常的に標準的な方法で行われているわけではない．この現状の原因となっているのは，臨床的な評価，特に神経学的リハビリテーション（以下リハ）における運動障害評価に対する評価技術の情報やトレーニングの欠如にあるように思われる．この重要な問題に対して，効果的な教育ならびに学習のためのわかりやすく，適切な教材が必要である．

　本書は神経学的リハにおける上肢評価に特化した内容で，神経学的な障害を有する患者における，特に上肢麻痺による上肢機能の評価を行う読者の手助けとなるべく考案されている．

2 Introduction はじめに

　世界には神経学的な障害を有する多くの人がいる．最も多い原因は脳卒中（CVA），多発性硬化症（MS），外傷性脳損傷（TBI）である．中枢神経における障害部位の性質から，これらの大多数は上肢機能の低下を認める．この上肢機能の喪失は自立に影響を与え，理学療法，作業療法や地域におけるさまざまなケアなどの医療保健サービスの必要性を増加させている．CVA，MS，TBIによる上肢機能の喪失は，障害をもった人のQOL（介護者も同様）に影響を与えるとともに地域における大きな社会経済的な負担となっている．また，神経学的な機能障害を有する高齢者の割合は増加を続けていることから，社会経済的な負担はさらに増加している．

　リハにおいて，長期的，短期的なゴールは最大限の機能を獲得するための道標として設定される．患者のために，臨床家ならびに保険者はこのプロセスにかかわる．ゴールの達成を可視化することは，管理手段の費用効果と同様に重要なことである．臨床家に対して，常に臨床的アウトカムを記述し，治療効果の証拠を提供するようにという圧力は年々強まっている．臨床的上肢機能スケールは，機能障害の観点からの機能的欠如（麻痺の程度），活動制限（ADLなど）の診断，定量化，モニターに使うことができる（WHO, 2001）．

　標準化された機能評価，アウトカム評価は臨床と研究の双方の中心となるものである．臨床においては標準化されたアウトカム評価は総合的な質の管理の一つの道標となる（Whetsell, 1995；Epstein, 1995）．臨床研究においては，標準化された運動機能評価は，トレーニング戦略や投薬などの治療手段の効果を評価することに使うことができる（Langhammer and Stanghelle, 2000；Miltner et al., 1999；Platz et al., 2001；Platz et al., 2004a；Walker-Batson et al., 1995）．さらに，精神的要因の役割や脳の活性パターンのような運動回復を修飾する因子を調査するうえでも必要不可

欠なものである（Nelles et al., 2001；Platz et al., 2002；Platz and Denzler, 2002；Platz et al., 2004b）．

　運動機能評価スケールについて論文化されたデータ（Wade, 1992）や，そのアウトカムを観察する能力があるにもかかわらず，神経学的リハ（neurological rehabilitation）では必ずしも運動機能評価スケールは広く使われていない．神経学的リハにおける運動機能の低下を評価するための臨床評価スケールや計測技術の使用について最近の状況を明らかにするために，プロジェクトの一貫として調査が行われた（van Wijck et al., 2001）．その結果，臨床評価スケールは日常的に使われておらず，標準的な方法でも使われていないことが示された．一般的に，回答者の所属する施設では多くの異なる臨床評価スケールが用いられ（中央値3），ごくわずかな患者に使われている所が多かった．(Modified) Ashworth scale, Functional Independence Measure（FIM）や Fugl-Meyer が最もよく使われていた．回答者の半分以上は所属するセンターで1つまたはそれ以上のスケールを患者の75％に使用しているが，日常的に使用する評価法の選択の幅は広いと述べており，施設間での標準化は極めて乏しいことを示していた．神経学的疾患を有する患者の上肢機能運動障害の評価法の定量化と標準化の欠如は，エビデンスに基づく診療の発展をひどく損なうものである．この調査から，臨床評価スケールの使用に関して情報やトレーニングが必要であることが明白となった．

　評価スケールがあまり使われない理由にはいくつかあるが，なかでも重要なのは，これらの評価スケールの使い方に関しての情報やトレーニングが不足していることのようである（van Wijck et al., 2001）．

　一般的に使用者は原著の参照に頼っているが，原著ではテストを実際に行い，採点するために必要とされる詳細な説明を提供することより，精神測定特性に主眼が置かれている．その結果，利用者は質の高い標準化を達成するために，独自のテスト基準を明らかにしなければならない．信頼性研究で証明されているように，単一施設でおそらくこれは可能である（Duncan et al., 1983；Hsieh et al., 1998；Sanford et al., 1983；van der Lee et al., 2001）．

運動機能評価の方法や採点を説明するマニュアルは標準化を進めるためにも好都合であり，互いにコミュニケーションすることを可能とし，施設間での調査結果の比較をも可能とし，多施設研究を行うに際して必要不可欠なものである．欧州委員会がスポンサーとなっているDRAMA（Developments in Rehabilitation of the Arm）と名付けられたプロジェクトの目的の一つは，ある選ばれた臨床評価手技の標準化されたマニュアルを開発し，評価することである．ドイツのCharitéにあるベルリン医科大学の神経学的リハ部門が臨床部門におけるリードパートナーとしてこのプロジェクトの臨床面に責任をもっている．そこで本書の著者らはマニュアルを開発した．Centro Studi Neurolesi Messina（Italy）やUniversity of Newcastle upon TyneのCentre for Rehabilitation and Engineering Studiesと一緒に，このトレーニングマニュアルを試行し，多施設間での信頼性と妥当性の臨床データを収集した（Platz et al., 2005）（詳細は第4章を参照）．

　特に，Fugl-Meyer test（上肢領域），Action Research Arm test, Box and Block testについての詳細なユーザーマニュアルを作成した．マニュアルとビデオに基づいた上肢麻痺患者の評価は評価方法と採点方法の標準化を可能とし，施設間や検査の再現性において上肢運動機能評価の信頼性と妥当性を確かなものとした．この3つの上肢運動機能評価により得られる情報は，①より汎用化された神経学的機能障害評価により得られる情報とは同一ではなく，②日常生活での基本動作における個人の代償する能力とは全く関連のないものである．

3 上肢機能評価の特徴
Characterisation of arm assessment scales

3.1 Fugl-Meyer test とは

3.1.1 概念と理論

　Fugl-Meyer ら（1975）は脳卒中後片麻痺患者における身体活動能力を評価する方法を開発した．これは Twitchell（1951），Reynolds ら（1958），Brunnström（1966）の知見を含んでいる．Twitchell は脳損傷後に麻痺の回復が起こるのであれば，この回復過程は一つの決められた過程に従うと述べている．Brunnström と共同研究者は脳卒中患者の運動機能回復にある決まった順序があることを観察した（Reynolds et al., 1958；Brunnström 1966）．脳卒中後片麻痺の段階的な回復という概念に基づき評価手法が開発され，これが後に Fugl-Meyer と共同研究者により標準化され改訂された．よってこの評価法は Fugl-Meyer test と名付けられている（Brunnström-Fugl-Meyer test と同義）．

　評価方法の構成は以下の仮説に基づいている．
- 通常の筋力測定は片麻痺患者の運動機能を評価するのには不適である．
- 脳損傷後に高度な選択的な動きが困難となるのは，多様な反射機構の不調和によるものである．
- 運動機能の回復はステージに応じて起こる．
- 弛緩性麻痺では，多くの場合まず反射の変化が起こり，おそらくこれが随意運動の再獲得に関連がある．
- 回復は多くの場合，近位関節の動きより始まり，遠位関節の動きは回復過程の後期に起こる傾向にある．
- 共同運動，特に上肢近位の活動は回復過程で出現し，回復の早期から中間ステージに起こりうる代表的な基本的な随意運動機能である．

　著者らは，片麻痺患者では随意運動機能の回復前に反射活動の回復が起

こると考えている．

「初期は共同運動に頼るが，その後，随意運動は徐々に原始反射や反応から離脱していくことに成功し，最終的には正常反射を伴った完全な随意運動機能を再獲得するであろう．手関節や手の運動機能は腕の機能回復とはある種別物であるので，これらの機能は別々に評価される」(Fugl-Meyer et al., 1975, 14)．

ステージは以下のように定義される：
(1) 反射の回復
(2) 屈筋共同運動，伸筋共同運動の範囲内での画一的な随意運動が可能となる
(3) 共同運動なし，または共同運動の影響なしに運動が可能
(4) 反射は正常化（Duncan et al., 1983）

これらの概念に基づき，テストの運動項目は特定の順序で構成されている．

感覚障害，関節可動域制限，運動時の関節痛は運動行動に影響を与えるので，これらの評価項目もテストには含まれている．

もし，今まで述べた理論的考えが妥当なものであれば，このテストは（その対応する構造ゆえに）すべてのリハの過程において運動機能の障害や変化をとらえることができるはずである．テストの妥当性に関するエビデンスは「3.1.5　テストの特性」で述べる．

3.1.2　解説

Fugl-Meyer test は片側の課題と運動から構成されている．運動課題は先に述べられた回復ステージに応じて指示されており，各運動下位検査は1〜7項目から成す．患者は単関節運動または多関節運動を行う，他の関節を一定の位置に保持する，リーチ動作や開始位置をコントロールする，物をつかんで抵抗に打ち勝つように指示される．手関節と手の機能は近位関節を含まない別な単位として評価されているが，さまざまな開始肢位が用いられている（手関節項目では肘関節が90度と180度が用いられてい

る).上肢の協調とスピード項目は指鼻試験を用いて評価され,測定障害や振戦が課題を達成する時間とともに観察される.感覚の2つの側面(触覚と位置覚)は質的評価がされている.感覚の質は非障害側との比較が行われている.それぞれの側は別々に評価される.

Fugl-Meyer test 項目:
上肢運動機能
A 肩/肘/前腕
　　Ⅰ 反射
　　Ⅱ 動的屈筋共同運動と伸筋共同運動における随意運動
　　Ⅲ 動的屈筋共同運動と伸筋共同運動の混合を伴う随意運動
　　Ⅳ 共同運動をほとんどもしくは全く伴わない随意運動
　　Ⅴ 正常反射
B 手関節
C 手
D 協調性/スピード

下肢運動機能
E 股/膝/足関節
　　Ⅰ 反射
　　Ⅱ 動的屈筋共同運動と伸筋共同運動における随意運動
　　Ⅲ 動的屈筋共同運動と伸筋共同運動の混合を伴う随意運動
　　Ⅳ 共同運動をほとんどもしくは全く伴わない随意運動
　　Ⅴ 正常反射
F 協調性/スピード
G バランス
H 感覚(上肢・下肢)
　　a)触覚
　　b)位置覚
J 他動的関節可動域/関節痛(上肢・下肢)

3.1.3　方法

　患者は肘掛けがない椅子に座る．各項目は別単位として行われ，非麻痺側より開始する．すべての運動課題において患者に十分な説明を行い，患者自身が何を指示され理解しているかを確認することが非常に重要である．言葉による説明だけでなく実際に行ってみせることが，誤解を避ける手段としてよく用いられる．運動項目では標準化された開始肢位から始め，1つ以上の関節をコントロールすることがしばしば要求される．さらに運動項目によっては，ある特定の位置を保持するために，患者が動かす関節以外の部分を評価者が支えることを許される（例：手関節課題時に肘関節を支持する）．詳細は「5.2　Fugl-Meyer test 上肢項目マニュアル」に細かく記述されている．評価者は患者が最大限に課題を遂行し，妥当な方法で行っていることに確信をもたねばならない．先に述べたように，最初は患者に非麻痺側で課題を行わせることが勧められる．その時に，評価者は必要であれば随時修正をすべきである．各項目の課題遂行に必要な条件に厳密に従わない運動課題の評価を解釈することは不可能であり，全く意味がない．

　Fugl-Meyer は特定の順序でテストを考案したが，関節可動域，関節痛の項目（セクション J）から始めることに意味がある．なぜなら関節痛は自動運動に影響を与えるため，可能な最大の運動機能を隠してしまう．他動可動域の障害は，運動項目の採点に影響を与える．たとえば整形外科的な問題で肩関節外転に制限がある患者の場合，患者が屈筋共同運動課題において他動的可動域に達していたなら，2点と採点される．関節可動域と位置覚は非麻痺側との比較によってテストされる．しかしながら，両側の障害を有する患者，たとえば MS や TBI の患者では非麻痺側との比較はあまり意味がない．このようなケースでは，正常な可動域や位置覚であれば期待できる程度を参照することが勧められる．

テストは簡単に利用できる以下の用具を必要とする．

Fugl-Meyer test のための用具

```
打腱器
鉛筆
用紙
筒状のもの（例：修正液ボトル：直径 3 cm）
テニスボール
ストップウオッチ
```

3.1.4 採点

採点様式は累積数値スコアを採用している．Fugl-Meyer test のすべての項目は反射（二分法）以外は 3 段階の順序尺度に従って採点される．大まかに言うと，「廃用」「一部機能的」「機能的」に採点され，健常では最大 226 点となる．Fugl-Meyer らは，5 段階や 7 段階評価では信頼性が低い傾向を認めたため，3 段階の評価のほうがよいと考えた．

最高得点

上肢運動機能	66
下肢運動機能	34
バランス	14
位置覚	16
反射	8
他動的関節可動域	44
関節痛	44
合計点	226
運動項目合計（A–F）	100
感覚項目合計	24
上肢合計	106
バランスを除く下肢合計	86

採点は常に3段階評価に基づいているが，運動項目の各項目や下位テストにはさらに特別な採点ガイドラインが存在する．運動回復におけるステージの違いや運動行動様式に関連した理論的な仮説を採点ガイドラインは反映している．たとえば随意的肩関節外転の遂行（共同運動を伴わない自動運動）では，患者は肘伸展，前腕回内位での腕の90度外転を指示される．採点にとって重要な観察は患者が肩の外転を行えるかどうかではない．むしろ，評価者は患者が肘伸展位，前腕回内位を保持した状態で同時に肩外転ができるかに着目する．採点は課題となる運動ができるかだけでなく，共同運動なしで課題となる運動ができるかによって決まる．よって，肩関節の外転を試みた際に直ちに前腕の回外と肘関節の屈曲が起こるのであれば0点と採点され，前腕回外または肘関節屈曲が運動の後半で起こるのであれば1点と採点される．患者が前腕回外，肘屈曲などの共同運動を伴わずに上肢外転90度まで可能であれば2点と採点される．

　前腕回内外の項目の採点では，開始肢位がとれて，回内外が行えるかどうかが重要である．手関節項目の採点では，要求された手関節の動きができるかどうかと，重力や抵抗に抗して目標とする肢位が保てるかが重要である．

　手の項目は幅広い機能をカバーしている．"自動屈曲"や"集団屈曲握りから物を離す"に始まり，患者はある特定の握りを行う必要があり，重力に抗して保持し，また最高点をとるためには引っ張りに対して抗する必要がある．

　上肢の協調/スピード項目は指鼻試験を行うに際しての測定障害，振戦，課題遂行に要した時間に従って判断される．

　評価の結果は最高得点に対するパーセントで表示することができる．最高得点に対するパーセンテージに従って，Fugl-Meyerらは回復ステージを4つに区別している．

　後に，Fugl-Meyer（1980）はFugl-Meyer test運動項目の得点（最高得点100点）に応じて以下のような患者の分類を提案した．

＜50点　　　重度運動機能障害
50〜84点　　著しい運動機能障害
85〜95点　　中等度の運動機能障害
96〜99点　　軽度の運動機能障害

3.1.5 テストの特性

　Fugl-Meyer評価は研究および臨床の両方において広く認められた評価手法であり，テスト特性に関して述べた多数の研究が文献検索においても認められる．Sanfordら（1993）は1975年から1990年の間に10の研究が発表されていると述べている．これらの研究は信頼性，構成妥当性，判定基準妥当性に関するものであった．

■ 信頼性

　Fugl-Meyerら（1975）は，フォローアップ研究において，各項目ならびに総得点ともに，得点の解離は非常に少ないことを明らかにした．これは正式な信頼性の研究ではなかったが，これらの結果は評価の信頼性を支持するものである．Duncanら（1983）はさまざまな機能障害レベルを有する18名の慢性期片麻痺患者（発症後期間15〜99カ月）の下位項目における検査間，検者間信頼性の調査を行い，その検査間信頼性は非常に高かった．患者数は限られており，1人の評価者は上肢反射と協調項目の採点ガイドラインを誤って認識していたにもかかわらず，検者間信頼性も高いものであった．また，失語や理解力の低下は検査間信頼性を下げている可能性がある．Sanfordら（1993）は再度高い信頼性係数を示すことを報告した．対象，評価者，時期に対する変数分析の結果では，全体に関して高い信頼性（ICC＝0.96）を示した．痛み項目（ICC＝0.61）を除いては，すべての信頼性係数は0.85を超えており，上肢項目はICC＝0.97であった．著者らはFugl-Meyer評価は中等度の信頼性をもつ手法であると述べている．

　感覚スケールに関しての別な解析では，Fugl-Meyerの感覚スコアは非常に高い検者間信頼性，内的一貫性を示した（ICC＝0.93，Cronbach αは0.94〜0.98）；触覚項目は最も低い検者間信頼性係数であった（weighted kappa 0.30 〜 0.55）（Lin et al., 2004）．

■ 妥当性

　Fugl-Meyer は上下肢の運動機能の回復が連続的なステージの順序に従って進むことをグラフ上のプロットにより示し，妥当性を明らかにしている．内的妥当性は回復の4つのステージが確立することにより示されている．Fugl-Meyer ら（1975）が行ったフォローアップ研究の結果では，回復のステージが予想されたように進んでいくことから，内的妥当性が支持された（Fugl-Meyer et al., 1975；DeWeerdt & Harrison, 1985）．尺度が広範囲に渡るため（上肢機能は0〜106ポイント），このテストは重度な機能障害と軽度な障害をよく区別すると思われる．得点が広範囲に渡ることは，評価が変化に対してよい感受性を示すことを表している．Filiatrault ら（1991）もよい感受性を証明している．彼らはリハセンター入院の脳卒中患者（平均発症後期間4カ月）に対して2カ月間で3回の評価結果を調査した．重度上肢麻痺脳卒中患者では，Fugl-Meyer test は脳卒中初期の治療的変化に対して Action Research Arm test（Platz et al., in press）よりも高い感受性を有していた．しかし慢性期脳卒中患者における学習された不使用（learned non-use）に対する治療においては逆のことが言える（van der Lee et al., 2001）．

　De Weerdt と Harrison（1985）は，Fugl-Meyer test はリハ全過程に渡る変化を示しているので天井効果を認めなかったと報告している．しかしながら，最高得点を示したからといって運動が障害されていないとは言えないし，正常な筋力であるとも言えない．

　一致妥当性は複数の著者によって証明されている．Fugl-Meyer は運動スコアと ADL 能力との相関を脳卒中発症後1年以上経過した60例の患者で調査し，高い相関（0.76〜0.98）を認めたと報告している（Fugl-Meyer, 1976a & b）．

　Fugl-Meyer test の結果と ADL 能力は統計学的に有意な正の相関を認め（Barthel Index との相関 r＝0.75 と 0.85（Wood-Dauphinee et al., 1990）），同様に Fugl-Meyer と Jääskö（1980）や Lindmark と Hamrin によっても

報告されている．Fugl-Meyer test 得点と Barthel Index の高い相関係数は Wood-Dauphinee ら（1990），Duncan ら（1992；r＝0.80〜0.91），Hsueh ら（2001；相関係数 0.78 以上）などが報告しているが，Filiatrault ら（1991）は相関は中等度であり，rho＝0.60 と報告している．Wood-Dauphinee らは 172 例の脳卒中患者（平均年齢 73.7 歳）の発症後 5 週間までを評価しているが，Filiatrault らは平均発症後期間 4 カ月の脳卒中患者 18 例（平均年齢 52.2 歳）で評価を行っている．示された違いは，おそらく慢性期脳卒中患者では日常生活の自立は上肢機能のレベルにかかわらず，代償的な手法で獲得されているという考えで説明が可能である．

さらに，Fugl-Meyer test の結果と余暇の活動とも統計学的な有意な相関が認められた（Sjögren & Fugl-Meyer, 1982）．

Kusoffsky ら（1982）は発症後 6 カ月までの亜急性期の脳卒中患者において，Fugl-Meyer test と SEP（somatosensory evoked potentials）を行い，Fugl-Meyer test のスコアとして評価された運動機能と SEP の間に有意な相関を認めたと報告している．相関は上肢機能が最も高かった．

Feys ら（2000）は Fugl-Meyer test 上肢項目の予測値を調査した．2 カ月，6 カ月，12 カ月での運動機能の回復を予測した場合，分散の大抵の部分は Fugl-Meyer test の運動項目得点で説明が可能であった．上肢項目は De Souza（1980a）によって考案されたテストと密接に共変動していた（Berglund & Fugl-Meyer, 1986）．相関は分散の 90％以上を説明しており，運動項目だけを比較しても相関は 80％以上の分散を説明していた（回帰直線係数＝0.95，スピアマンの相関係数＝0.90）．

一致妥当性は Action Research Arm test との間でも示されており，スピアマンの相関係数は発症後 2 週間では 0.91，発症後 8 週 0.94 であり（De Weerdt & Harrison, 1985），Arm Motor Ability Test の全項目でも（慢性期の脳卒中患者において）相関係数は 0.92〜0.94 であった（Chae et al., 2003）．Fugl-Meyer 得点は STREAM（Stroke Rehabilitation Assessment of Movement）得点とも高い相関を認めた（rho＝0.95；Wang et al., 2002）．Fugl-Meyer 上肢運動項目得点と握力比は r＝0.84 と高い相関を認めた（Boissy et al., 1999）．Lin と Sabbahi（1999）は Fugl-Meyer 手

関節項目得点と Modified Ashworth Scale で評価した痙縮とは逆相関を認めた（スピアマン相関係数 −0.83 と −0.76）と報告している．

順序尺度の結果のため，標準値は用いられない．

この章の最後は Duncan らからの引用（Duncan et al., 1983, 1609）で締めくくるのがよいであろう．

「Fugl-Meyer assessment は 30 分程度で施行可能な効率的な評価法である．Fugl-Meyer assessment を他の評価（ADL，歩行，感覚 – 運動）と併せて用いることにより，セラピストは適切な治療プログラムを計画することができ，その進歩を評価することができる．この評価法はまさに必要とされていたものであり，研究においても明らかに信頼できる評価法である．この評価法を用いることにより，セラピストは治療手技を他と比較したり，感覚運動機能の回復の傾向を分析することが可能となり，さらに，回復に影響を与える因子を検討することが可能となった」

3.1.6　目的

Fugl-Meyer はこの評価法を重度の機能障害を有する早期の患者から高度な麻痺の回復した患者まで，脳卒中後片麻痺患者の運動機能の回復を評価する道具として考えた．運動機能に加えて，彼は感覚，バランス，関節可動域，運動時の関節痛の観点を加え，累積数値システムを開発した．

運動機能を反映するだけではなく代償的な機序を評価する ADL の評価と違い，Fugl-Meyer test は患者の感覚運動機能ならびに関節特性を，再現性としっかりした標準化をもって適切な方法で表す．しかし，この得点は単なる機能障害の観察にすぎないので，この得点自体が細かな治療方針を意味するものではない．

患者を分類する手段を求めている人のために，Crow ら（1989）は次のような分類を提案している．

　　　　Group 1　初回得点　　0 〜 11
　　　　Group 2　初回得点　　12 〜 22
　　　　Group 3　初回得点　　23 〜 32

Group 4　初回得点　　33 以上

3.1.7　コメント

　Fugl-Meyer ら（1975）の論文で提示されているテストの使用説明では，テスト項目の概要と採点の指針を示している．しかし，この評価法を実際に使用するに際して，評価方法や採点に関してより正確な情報が必要なことが明らかとなった．われわれは多国間において標準的方法でテストを行い採点する必要があったので，Fugl-Meyer らの方法を基本として詳細なマニュアルを確立することを決意した．このマニュアルは Fugl-Meyer らの原著から成り，補足的な仕様や明確化するためのコメントを付け加えたものである．

　他の評価手法と同様に，理解力の低下や非流暢性の言語障害またはその他の理由で患者が協力できない時には，評価者は妥当な方法でテストを行うことに困難を感じる（特に感覚評価項目である）．

　Fugl-Meyer test は片麻痺患者の運動機能とその回復を評価するために開発されている．失行，錐体外路系運動障害，整形外科的問題のような運動能力に変化を及ぼす併存障害がある場合は，評価の妥当性は低くなり，妥当な評価は不可能なことさえある．

　それぞれの項目は評価方法と採点方法の両方の指針の記述を含んでいる（5.2「Fugl-Meyer test 上肢項目マニュアル」参照）．評価者がこの評価に慣れるためにはトレーニングの期間を経ることが必要である．評価者がそれぞれの課題に対して深い知識がないと，不適切な実施を防ぐことは難しい（肩外転の際に患者は肘伸展を保持するべきであるということを評価者が注意していなければ，評価者は患者を正すことはできないし，患者が指示されたように正しく行えているかどうかを知ることはできないであろう）．

　その対応性にもかかわらず，本テストではいかなる省略形も確立されていない．

3.2 Box and Block test とは

3.2.1 概念と理論

Box and Block test（BBT）は，A. Jean Ayres と Patricia Holser Buehler によって成人脳性麻痺患者のおおまかな手指巧緻性を評価するために開発された．Patricia Holser Buehler と Elisabeth Fuchs は 1957 年，原法を修正して現在の箱の形状にした（Cromwell, 1976）．テストはおおまかな手指巧緻性の評価法として，また身体障害者の職業訓練前のテストとして使用されている．標準値は神経筋に障害をもつ小児と成人のものが確立されている．1985 年に Mathiowetz らは一部改変し，標準化した手順と成人の標準値を発表した．これらのガイドラインは最近のほとんどすべての論文に使用されている．

3.2.2 解説

テストの道具は，隣りあった 2 つの同じ大きさの箱から成り，一方には 150 個のブロックを入れる．ブロックの大きさは 2.5(cm) × 2.5(cm) × 2.5(cm)．2 つの箱の間には高さ 15.2 cm の仕切りがある．落ちるブロックによって音がするのを防ぐため，クッション性のもの（たとえばフェルトなど）を箱の底の内外側に置くことが望ましい．箱は厚さ 1 cm の合板（ベニヤ板）でできている．外枠は横 53.7 cm，高さ 8.5 cm，縦 25.4 cm である．

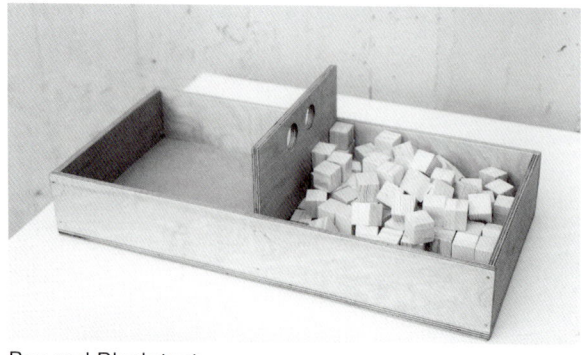

Box and Block test

3.2.3 方法

方法は Mathiowetz ら（1985）によるガイドラインに基づく．テストの前に行う練習時間は 15 秒間で十分であるとされている．ガイドラインでは，テストの指示を改変し，箱の置き方や指示の読み方，採点について標準化した．ブロックは評価する側の手に近い所に無作為に置き，箱は患者の近くの中央正面に置く．

患者に十分な説明を行い（5.4「Box and Block test マニュアル」に沿って），最初は麻痺の程度が軽い側，または非麻痺側の上肢で 15 秒間の練習を行う．テストは 60 秒間で，患者はできるだけ多くのブロックを 1 つずつつかむ．ブロックを 1 つずつ手指を使って，仕切りを越えて運ぶ．その後，患者はブロックを離すが，箱の底に置く必要はない．患者は 2 つのブロックを同時につかんだり，箱の外に落ちたブロックを取ったりしてはいけない．

3.2.4 採点

点数は，1 分間で運ばれたブロックの数であり，パラメトリックな値である．検者は，方法が正確かどうかを観察する必要がある．2 つのブロックを一度に運んだり，手先を使わないでブロックが仕切りを越したりした場合はカウントしない．

3.2.5 テストの特性

■ 信頼性

6 カ月間隔における検査間信頼性は rho 係数が 0.94（左手）と 0.98（右手）であった（Cromwell, 1976）．検者間信頼性は健常人で報告されている．Mathiowetz ら（1985）は，Pearson correlation coefficients が 1.0（右手），0.99（左手）と報告している．

Desrosiers ら（1994）は 60 歳以上の年齢群でも高い検査間信頼性を報告している（ICC は高齢患者で 0.96 〜 0.97，高齢健常者で 0.89 〜 0.90）．

◼ 妥当性

Cormwell（1976）らによってBBTとMinnesota Rate of Manipulation TestのSubtest Placing項目間で，r＝0.91と高い相関が確認されている．

さらにSMAF：Functional Autonomy Measurement System（Hébertet et al., 1988）や上肢機能テストであるAction Research Arm test（ARAT）（Desrosiers et al., 1994）との相関も検討されている．BBTはSMAFと中等度に相関し（r＝0.42～0.54），ARATと高い相関を認めた（r＝0.80～0.82）．

Desrosiersら（1994）はBBTと片側および両側上肢機能を評価する方法であるTEMPAの値との中等度の相関（r＝－0.73～－0.78）を報告している．

Nine-Hole Peg TestとBox and Block testとも中等度の相関（－0.7）がGoodkinら（1988）によって示されている．中等度の相関という結果は，両方の評価が異なる機能を評価していることを示唆している．

Boissyら（1999）はBBTの点数と他の上肢機能テストを握力（hand ratio scoreとして計算）を用いて比較し，それらを線形・二次回帰で分析した．慢性期脳卒中患者15人では，r＝0.87と0.97；r^2＝0.73と0.93であった．

Goodkinら（1988）はMS患者のBBTの変化への感受性を証明した．一方，Kurtzke DSSやEDDSのような障害尺度では改善は示されなかった．

よって構成妥当性に関しては，BBT点数は他の上肢の局所的な障害評価法や障害程度（握力）と強く相関しているが，障害のより一般的な評価法とは中等度しか相関していないことが示された．さらに，BBTは変化に対する感受性も示されている．

◼ 標準値

Mathiowetzら（1985）は20～94歳間で12の年齢集団に分けて成人の標準値を作成した．60歳以上の対象者では基準を少し下げて，正常な生活を送ることができれば慢性疾患をもった人も研究対象とした．2つの

年齢集団（45〜49歳；60〜64歳）は性別間に比較的小さいけれども有意な差を認めたため，男女の標準値は別とした．

Desrosiersら（1994）は被検者360人で60歳以上の標準値を作成した．正常値は小児のものも入手可能である（Smith, 1961）．

3.2.6 目的

Mathiowetzら（1985）はBBTを手指の巧緻性障害をもつ成人の評価に用いることを推奨している．加えて，標準値がわかっているので，患者結果を正常値と比較することができる．

Goodkinら（1988）はBBTの利点は，標準化，信頼性，迅速性，再現性，変化への感受性にあると強調している．BBTは，上肢機能の改善をモニターするために適しているが，テストされる事象は，とても限られた機能である．Desrosiersら（1994）によると，BBTは片側の粗大な手指巧緻性を評価するものである．

3.2.7 コメント

このテストは，簡単に組立て，理解し，実施できる．この単純さは，特に若年または高齢の人々や認知障害をもつ患者へ施行するときに起こりうる問題を防ぐ．実際にどんな年齢の人でも普通にガイドラインを理解することができる．テストを行い採点する時間は相当短い．この単純さに加えて，さらなる長所はテストで得られる比率標準値（ratio level data）である．結果は正常値と比較できる．患者はブロックを運ぶためにある程度の最小限の上肢または手の機能を必要とされるので，重度障害患者では天井効果が観察されうる．

ブロックを落とした時の音が検査の妨げになることが指摘されている．われわれの経験では，柔らかいクッション性の素材，たとえばフェルトなどを箱の底に敷くことでこの問題は解消される．

BBTは小児や成人の研究やリハにおいて頻繁に使用されている．

3.3 Action Research Arm test とは

3.3.1 概念と理論

　Lyle（1981）によってに開発された Action Research Arm test（ARAT）は，Upper Extremity Function Test（U.E.F.T. Carroll, 1965）に基づいている．U.E.F.T. は，日常生活に関連する上肢機能をモニターするために開発された．また，慢性期患者において，筋力テストや関節可動域の評価では不十分であるとされている予測妥当性をもつように意図されている．テスト構成の根底にある概念は，複雑な上肢運動も，つかむ，つまむ，握る等のある一定のパターンに置き換えることができるということである．方法は，単純，短時間で，外来患者向きであるように意図された．

　当初 U.E.F.T. 33 項目は，それぞれ 4 段階の尺度に従って評価されていた．Lyle は，Carroll のガイドラインにできるだけ沿うかたちでテストを簡略化しようとした．テストの簡便性，利便性のためのマイナーチェンジに加えて，Lyle は U.E.F.T. のいくつかの大きな特徴を変更した．

　主な変更は，
・項目数を 19 に減らした
・項目を上肢機能の主たる機能と考える，"つかみ""握り""つまみ""粗大運動"の 4 つのサブテストに整理した
・各サブテストは，評価時間を節約するために階層的（ガットマン尺度）に構成された
・すべての物品は，標準化された開始および目標位置ではなく，評価する側に適切に配置するようにしたが，開始位置から目標までの距離は，原文で決められたとおりとした．

　U.E.F.T. のガットマン尺度短縮版は，Action Research Arm test と名づけられた．この章で述べる情報は，ARAT に関するものである．

3.3.2 解説

全項目とも座位にて片側ずつ行わなくてはならない．用具は，高さの低い机と高さ約 30 cm の上棚の 2 つの台で構成される．木製の立方体，金属管，ビー玉，ベアリングなども必要である（**表1,2** を参照）．

サブテスト"つかみ"は，種々の形や大きさの物体をつかみ，より高い棚へそれらを持ち上げることが含まれる．

サブテスト"握り"は，タンブラーからもう 1 つのタンブラーへ回内を伴いながら水を注ぐ，垂直に置いた円筒を遠くへ移動させる，金属製のワッシャーをペグの上に置く課題が含まれる．

サブテスト"つまみ"は，ビー玉とベアリングをさまざまな指の組み合わせでつまみ上げ，棚の上へ移動するように提示する．

サブテスト"粗大運動"は，物体を使わない動作を要求する．すなわち，患者に手を頭部の後方，頭部の頂上，および口へ到達させるように求める．

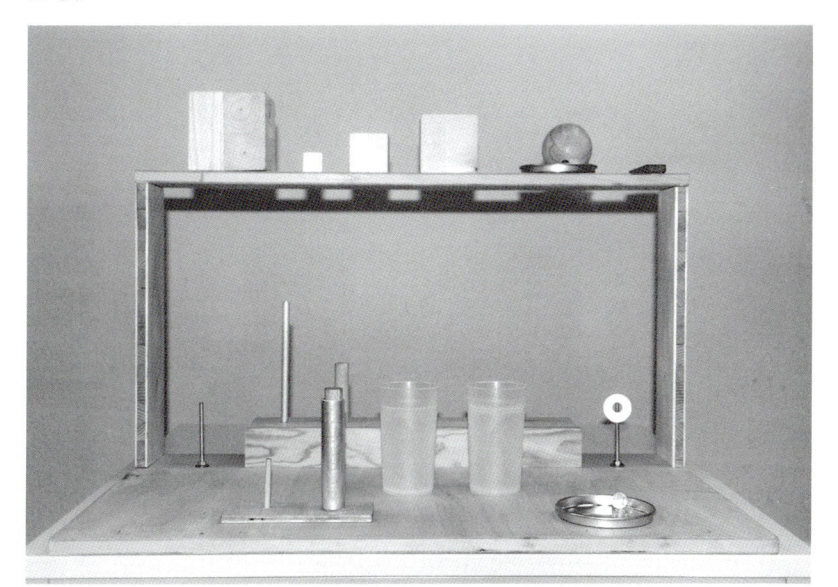

Action Research Arm Test の用具

表1　Acrion Research Arm test（ARAT）の課題構造物の大きさ

課題の素材	大きさ	項目
下のプラットフォーム（台）	横 72 cm×縦44 cm×高さ 1.6 cm	
地面からの距離	高さ 75 cm の机と1.6 cm（＝木製のプラットフォームの高さ）	
上棚	横72 cm×縦10 cm，下のプラットフォームまで 37.6 cm	
椅子の高さ	46 cm	
円筒の目標点となる厚板	5.0 cm×10.0 cm×44.0 cm	握り2, 3
大きい円筒を収めるペグ（開始位置）	直径 2.0 cm，高さ 13.3 cm の丸い木製ポール（移動できる基礎／プラットフォーム上に固定）	握り2
小さい円筒を収めるペグ（開始位置）	直径 0.6 cm，高さ 5.8 cm の丸い木製ポール（移動できる基礎／プラットフォーム上に固定）	握り3
厚板に置くペグ（目標位置）	直径 2.0 cm，高さ 7.8 cm の丸い木製ポール	握り2
厚板に置くペグ（目標位置）	直径 0.6 cm，高さ 6.2 cm の丸い木製ポール	握り3
タバコ缶の金属製のふた	直径 10 cm，1 cm の縁	つかみ5，握り4，つまみ1-6
終点用のボルト（または木製ペグ；ワッシャーの目標位置）	高さ 8.3 cm，直径 0.6 cm	握り4

表2 Acrion Research Arm test（ARAT）の用具

物　体	大きさ	項　目
木製ブロック	10.0 cm×10.0 cm×10.0 cm	つかみ1
木製ブロック	7.5 cm×7.5 cm×7.5 cm	つかみ4
木製ブロック	5.0 cm×5.0 cm×5.0 cm	つかみ3
木製ブロック	2.5 cm×2.5 cm×2.5 cm	つかみ2
大きな金属パイプ／円筒（アルミニウム製）	直径2.25 cm；長さ11.5 cm	握り2
小さな金属パイプ／円筒（アルミニウム製）	直径1.0 cm；長さ16.0 cm	握り3
木製（クリケット）ボール	直径7.5 cm	つかみ5
ビー玉	直径1.5 cm	つまみ2, 5, 6
石	10.8 cm×2.5 cm×1 cm	つかみ6
ボールベアリング	直径6 mm	つまみ1, 3, 4
プラスチック製グラス2つ	高さ12 cm×直径7 cm	握り1
ワッシャー	外径3.5 cm, 内径12 cm	握り4

3.3.3　方法

各上肢を別々に評価する．評価者は，患者が行うべきことを理解するまで課題を説明する．まず麻痺の程度が軽い側，または非麻痺側から始めることを勧める．患者は，常に各サブテストの最初の項目から開始し，採点ガイドラインに従って続ける．どの用具もテストされる側に適切に置き，1つずつ提示する．

3.3.4　採点

各項目は4段階に評価され，一側上肢の最大値は57点となる．

課題のどの部分も実施できない場合0点と採点され，物体を台から持ち上げられた場合は1点，課題をすべて実施できるがぎこちなかったり，多大な困難さを伴う場合は2点，正常に課題が実施できた場合には3点と採点する．

採点は，対側との比較によるものではない．サブテストは階層的に構成されているので，最初の項目が満点であれば，同じサブテストの以降の項目（つまり，よりやさしい項目）はできるものとみなす．そのため，最初の項目を完璧に行えた場合は，以下のサブテストの項目を実施しなくてもそのサブテストは満点となる．最初の最も難しい項目で0点だった患者は，次の最もやさしい項目を行う．もし，ここでも失敗すれば，このサブテストは0点となる．もし，2番目の項目が少なくとも部分的に（1点以上）可能であればサブテストで示されているように以降の項目を続ける．最初の項目で1点か2点となった患者は，そのサブテストのすべての項目を実施する．

3.3.5 テストの特性

各サブテストは，統計学的な基準となる再現性係数0.9以上，ならびにスケーラビリティ係数0.6以上という基準を満たしている．

■ 信頼性

0.95以上の値のとても高い検者間信頼性がいくつかの報告で明らかにされている（Lyle, 1981；Carroll, 1965；Hsieh et al., 1998, ICC）．1981年のLyleの報告によると，検査間信頼性と検者間信頼性は，とても高い（0.98と0.99）（De Weerdt & Harrison, 1985による引用）．

■ 妥当性

ARATは構成妥当性の点でよく研究されており，その得点がMotricity Indexのarmセクション（r＝0.87；Hsieh et al., 1998），Motor Assessment Scale（r＝0.96；Hsieh et al., 1998），Fugl-Meyer test（rho＝0.91と0.94；De Weerdt & Harrison, 1985）の得点と高い相関関係にあることによって特徴づけられている．ARATは妥当性のある機能障害の評価とよく相関するので，Hsiehら（1998）はARATの得点は上肢の運動機能障害も表していると考えている．

ARATは，機能的なADL評価とも相関する（0.55〜0.60）．Desrosiers ら（1994）は，自立度を表す SMAF と中等度の相関を示した（r＝0.32 〜 0.48）と報告している．上肢活動制限の観点からの基準妥当性は，Box and Block test（r＝0.80 と 0.82；Desrosiers et al., 1994）と，TEMPA（順序スコア r＝− 0.90 〜 − 0.95；Desrosiers et al., 1994b）を用いた相関分析により示されている．さらに，ARAT の得点は，慢性期脳卒中患者の日常生活での麻痺側上肢の使用を半構造的なインタビューによって評価する Motor Activity Log（MAL）の得点と，中等度の相関を認めた（スピアマン rho＝0.63；van der Lee et al., 2004）．変化への感度は，De Weerdt と Harrison（1985），Hsueh と Hsieh（2002）によって示されている．

3.3.6 目的

ARAT は，皮質損傷後の上肢機能障害の程度を評価することができる．さらに，臨床的あるいは研究的な治療による改善をモニターすることができる．さらに，Lyle は ARAT の結果に基づいて予後を分類することができると考えた（De Weerdt & Harrison, 1885）．

3.3.7 コメント

ARAT は上肢機能障害を早く簡単に評価する．

課題は物品の取り扱いを要し，ADL を直接反映しないがそのスコアは機能的な ADL 評価と相関する．

評価の１つの大きな欠点は，テストに用いる器具がテスト専用につくられなければならない点である．

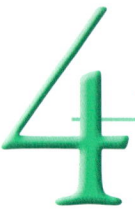

4 Test properties of the manual-based use of the arm assessment scales
上肢機能評価スケールのマニュアルに基づいた使用に関するテスト特性

4.1 信頼性と妥当性

　一般的に上肢機能評価スケールの使用者は原著文献に頼っているが，原著文献は，テストの採点や実施に必要不可欠な詳細な指針を提供するというよりはその心理-統計学的特性に焦点を当てている．運動スケールの採点や実施方法を詳細に記したマニュアルは標準化されたテストの使用を広め，それゆえに多施設間での研究結果を比較検討することを可能とする．原著に基づいて，筆者らは3つの上肢機能テストの実施方法と採点方法の詳細なマニュアルを用意した．信頼に足る上肢機能評価がこれらの評価を用いて可能であるか，また，上肢機能評価で行われる項目は他の機能障害や活動制限を評価する神経学的検査とどこまで一致するのかを調査するために，信頼性と妥当性に関する研究（Platz et al., 2005）が行われた．研究は，脳卒中，多発性硬化症，外傷性脳損傷による上肢麻痺を有する患者を対象とした．対象患者は56例で，うち37例が脳卒中であった．脳卒中37例中33例は虚血性脳卒中で3例は脳出血，1例はクモ膜下出血であった．

　上肢運動機能評価の順番は，すべての患者で以下のように行った．Fugl-Meyer test（FM）上肢項目の後にAction Research Arm test（ARAT），その後にBox and Block test（BBT）とした．各テストでは，各項目は非麻痺側もしくは障害が軽度な上肢より行い，課題に対して十分な理解が得られているかを確認した後に，障害側（障害がより重い側）上肢で行わせた．テストの様子はビデオに撮影し，採点経過において常に注意が払われるようにした．鏡を使うことにより，正面，側面の両方をビデオで録画した．ビデオに基づき，障害側のみの評価を採点した．患者12例のデータをトレーニング用に使用し，このプロジェクトのメンバー間で，テスト方法や採点方法に関して討論をした．適切なデータ収集を行うため，集めら

れた44例は，まず最初に2人の評価者が別々になり，それぞれの患者の各運動項目を互いにブラインドされた状態で評価した．評価者2人のうちの1人はデータを集めている医療施設からの評価者とし，もう1人は"プロジェクトメンバー"とした．このデータは検者間信頼性の分析に用いた．検査間信頼性は7日間以上をおいて行われた．44例のうち，7日後の再評価が可能であった23例のデータを検査間信頼性の分析に用いた．このデータは各医療施設でデータを集めている評価者によって採点された．検者には最初の評価はわからないようにした．

4.2 信頼性

第5章で述べられているマニュアルを用いることにより，総得点および3つの下位運動項目得点においても，検者間と検査間の信頼性のデータはhighからvery highの高い信頼性が達成された（検者間信頼性ICC＞0.96；検査間信頼性ICC 運動項目合計点＞0.96，ICC 運動下位項目＞0.89）．以前の単一施設での評価と同様の高い信頼性が示された．最近のプロジェクトにおいて，感覚，他動的関節可動域，関節痛に関しても多施設において同様に信頼性が得られ（ICC＞0.96），以前の調査と比較しても改善を認めている（Sanford et al., 1993の報告ではICCは0.61〜0.85）．しかしながら，感覚評価に関しては幾分低い信頼性であった（ICC＝0.81）．

欧州の異なる3カ国の施設間でも単一施設で報告されたのと同等の再現性が達成されたということは非常に重要なことである．開発されたマニュアルは，このように多施設間での上肢運動機能評価の比較を可能とし，上位運動ニューロン病変による上肢麻痺患者の評価およびフォローアップ評価に用いることが可能である．そのためこのマニュアルは，多施設における質の高い管理されたプログラムのアウトカムをさらに標準化するために導入され得るであろうし，多施設臨床試験にも用いられるであろう．

詳細なマニュアルやデータ収集施設での教育を提供することは施設間で要求される標準化を達成するためには必要不可欠であることが強調されている．さらにテストの施行とビデオに基づく採点を別にすることで，評価者は両方の過程で途切れることのない注意を払うことが可能である．

普段の臨床の目的として，上肢麻痺の程度にかかわらず再現性のある結果が得られることは重要である．信頼性係数は脳卒中，多発性硬化症，外傷性脳損傷の患者でもほとんど同じであった．

4.3 妥当性

上肢運動機能テストで評価される各構成項目間の関係を明らかにすることはさらに興味深いものである．相関関係を解析することにより得られる構成妥当性の検討は，目的に応じてテストを選択する際に役立つであろう．FM（上肢運動機能），ARAT，BBTの高い相関（0.900〜0.935）は，これらのテストで評価している構成項目の多くが関連していることを示している．過去の研究でもFMとARATの高い相関が同様に報告されている（rs = 0.91〜0.94（De Weerdt and Harrison, 1985））．これは3つの上肢運動機能評価が似たような内容，上肢機能を評価していると論じることもできるが，これらのテストの各項目や下位項目を評価することにより，特有の情報を得ることができることは想像できる．FMは主に運動の喪失や異常な運動，すなわち特定の関節運動パターンに従って運動を遂行できないという観点から機能障害を評価している．それに対してARATやBBTはどちらも活動の制限，すなわち環境設定とともに変化する上肢の機能的喪失を主に評価している．FMとARATが各項目や下位項目レベルでどのくらい異なっているかを明らかとするためにはさらなる研究が必要である．

解像度の観点からは，他の2つの上肢運動機能評価と比較してFMは研究対象となる運動機能障害において広範囲に渡って違いを検出できる．また，ARATやBBTと比較して，FMは床効果や天井効果の影響が少ない．一方ARATでは床効果や天井効果を認め，上限や下限の患者において差がつかない．BBTはかなりの床効果を有し，重度機能障害の患者（FM上肢運動項目得点＜19）では差を見つけることができない．

実用性という意味では，ARATが評価専用の道具を必要とするのに対して，FMはほとんど道具なしにテストを行うことが可能である．しかしARATは階層的な構造となっているため，実施や採点時間を減らすこと

が可能であるという非常に大きな利点をもっている．BBT もテストに特異的な道具を用意する必要があるが，このテストの利点は施行に要する時間が 2, 3 分で済むということである．

　他の機能障害や活動制限の評価と比べて，これらの上肢機能評価がさらに付加的で重要な情報を提供できるかという問いに対しても検討がされている．

　Ashworth scale で評価されるような他動的運動に対する抵抗は，3 つの上肢運動機能評価のいずれにおいても評価される上肢機能と，中等度の相関を認めるのみである（$r < 0.45$）．これは，Ashworth scale の得点は運動機能とさほど密接な関係にないことを示唆している．これは当然ながら Ashworth scale が単に（肘関節における）他動運動に対する抵抗を表しているという事実を示している．このデータは Ashworth scale に加えて，上肢運動機能評価を使用するべきであるということを支持するものである．

　比較的粗い麻痺の評価法（Motricity Index）やもう少し一般的な神経学的機能障害評価法（Hemispheric Stroke Scale）では，上肢機能評価と中等度から高等度の相関を認めている（$r = 0.735 \sim 0.861, 0.631 \sim 0.714$）．これは 3 つの上肢機能評価で評価されるような上肢運動機能が麻痺とは非常に強い関係をもっており，神経学的な機能障害の重症度と比べると少し弱い関係となっていることを示している．総合的な機能障害とは別に上肢機能の評価を行う必要があるように思える．

　驚くべきことに，上肢運動機能と Barthel index で評価されるような患者の日常生活能力とは相関がないかもしくは非常に低い相関しか認められない（$r = 0.095 \sim 0.152$）．18 例の脳卒中患者における初期の小規模な研究では，Bathel Index と FM（上肢項目）には中等度の相関が認められていた（$rs = 0.60$, Filiatrault et al., 1991）．結果が一致しないことや，低い相関は，上肢機能障害は必ずしも基本的日常生活動作（ADL）の介助を意味していないということを示している．重度上肢機能障害に関係なく，患者は ADL において代償的ストラテジーを獲得したり，補助器具を使用することによりうまく代償することを学ぶでのあろう．この研究の対象と

なっている患者はすべてニューロリハセンターから抽出されていることにより，患者がすでにこの代償的プロセスにある状況をデータが反映していると思われる．Modified Barthel Index はこのような適応にかかるコスト（更衣能力の低下に合わせて衣服を変えるなど）を反映しておらず，ADL における疼痛や疲労なども評価していないことを認識することは重要である．このように，Modified Barthel Index は患者の日常生活動作をうまく行う能力（代償的ストラテジーを含む）を評価しているものであり，そこから得られる情報は治療の本当のニーズや，本質的にモニターすべきである回復や治療の効果を隠してしまう可能性がある．この目的のためには，上肢に特異的なアウトカムの評価が必要である．

4.4 要約

多くの臨床向けの運動機能評価では，詳細なマニュアルがない．しかし，Fugl-Meyer test（上肢項目），Action Research Arm test，Box and Block test に関しては詳細なマニュアルが開発された．マニュアルとビデオテープに基づき，脳卒中，多発硬化症，外傷性脳損傷の評価の標準化が可能となり，施設間や時間的経過（再テスト）においても妥当性と信頼性が確立された．この3つの評価はすべて上位運動ニューロンの障害による上肢麻痺を伴う患者へ対する1回の評価だけでなく繰り返しの評価においても適している．この3つのテストの運動スコアの合計点は麻痺の程度に密接に関連した似たような情報を提供している．なかでも Fugl-Meyer test（上肢項目）は床効果や天井効果の影響を受けにくい．この3つの上肢運動機能テストが提供する情報は (1) より一般的な神経機能障害の評価スケールの提供する情報とは異なり，(2) 基本的な ADL における患者の代償する能力とは全く別なものである．

5 上肢機能評価スケール使用の手引き

Manual for the use of the arm assessment scales

5.1 テストに際しての一般的な注意

以下は3つのテストすべてに当てはまる一般的な注意事項である．

5.1.1 開始肢位

患者は肘掛けのない通常の椅子に座る．Fugl-Meyer testの1項目（「手を腰へ」）を除き，脊椎の伸展による代償を避けるために背もたれに背中をつけて座ってもらう．

車いすに座っている患者で乗り移りが困難な患者では，車いすに座ったままで行う．診察台や台座に座っても構わない．

正しい肢位から開始することが必要であるが，痛みや不快を伴う場合には，苦痛のない範囲での肢位で構わない．ただしその場合は必要であった代償に関しての注記が必要である．

5.1.2 一般的な評価の手引き

評価時に必ずしも必要ではないが，評価者間で評価の詳細を明らかにする目的と，採点のプロセスを裏付けるためにビデオでの記録が勧められる．上肢遠位機能の評価の際にはカメラのズーム機能を使うことを勧める．

上半身の衣服は最低限とする．評価者が側面からの観察を可能とするため鏡を用いる．鏡の大きさはテスト中に体の重要な部分（肘伸展位での肩屈曲での上肢）を映すのに鏡の位置を調節せずにすむ十分な大きさとすべきである．鏡の幅は約70 cm，高さは約150 cmで，捉えるべき部位や鏡の幅に応じて麻痺側に対して45〜70度の角度に置くことを推奨する．2台目のカメラも側面に付け加えられるとよいであろう．

採点は本来もっている感覚運動能力に基づく．よって，十分な休憩をと

り，指示が十分理解されているかを確認する．それぞれの課題は非麻痺側より始める．どの項目においても両側同時に行わせてはならない．

5.1.3 患者への指示

患者が指示を十分に理解しているかの確認に注意すべきである．方法は患者の能力に応じる．まずは，評価者が実際にやって見せたり，言葉で指示したりして動きを説明する．そして，患者の非麻痺側で動きを真似させる．必要であれば，評価者が他動的にまたは動きを介助しながら患者を誘導する．

次に，評価者は麻痺側の動きを示す（さらなる指示なしに患者が動きを真似できるとは思えない）．必要に応じて，指示したり（または）動きを誘導する．必要があれば修正をする．患者ができうる限り最大のパフォーマンスが発揮できるような機会を与えることが重要である．何回も繰り返してもよいが，患者が疲れたり練習してうまくならないように注意を払わなければならない．

5.1.4 採点に際しての一般的な手引き

テストはすべての項目において左右両方を評価する．ビデオには両側を記録する．Fugl-Meyer test では麻痺側を，Box and Block test と Action Research Arm test では両側を採点する．

採点の基本は筋活動ではなく運動のパターンの分析である．なぜなら筋活動は筋電図装置なしには妥当な評価が行えないからである．

5.2 Fugl-Meyer test 上肢項目マニュアル

5.2.1 一般的注意

◆ 器具

以下の物品の用意が必要である：
・打腱器
・紙（A4 の 1/4〔A6〕）
・鉛筆
・直径 3 cm の筒状の物 / 缶
・テニスボール

◆ 患者への指示

原文

患者に他の評価方法と同様に細かな指示を行い，患者の理解の困難を最小限にするために，言葉による指示と同様に身振りを用いることも多くの場合有効である．まず，非麻痺側で要求した手順を行わせると，多くの場合その後の評価を円滑に進められる．

コメント

患者が指示から逸れないように確認し，開始肢位をとる時または評価が詳細に至らない時にのみ，動作の介助をするように気をつけるべきである．開始肢位をとらせるために評価者が支持する場合も，実際に随意運動を開始する前に 2～3 秒待つ必要がある（本来の位置に戻る動きを共同運動と間違える可能性があるので）．評価項目のいくつかは，他の関節を動かしている間，その関節が開始肢位のまま保てるかを評価しているものがある．

◆ 開始肢位

評価項目のいくつかでは，患者の開始位置に到達する能力や開始位置を保つ能力を評価している．Fugl-Meyer test のこれに該当する項目では，患者を介助してはならない．その他の項目では，評価者は患者が開始肢位

に到達するのを手伝ってよい．この場合，開始肢位を取らせて約3秒後に運動を開始するべきである．この短時間の間に評価者は患者が肢位を保つことができるかどうかを観察する．求められた開始肢位を運動が始まる前まで保つことができなかったとしても，運動を通じて変化がない場合（開始肢位＝運動終了時肢位）は減点されない（これは肩屈曲0〜90度，肩外転0〜90度に適応される）．

◆ 他動的関節可動域（ROM）の記録

Fugl-Meyer test はセクション"J"において他動的ROMの評価が含まれており，まずはこのセクションから始めることを勧める．適切な他動的ROMの評価のために繰り返すことは有用である．自動運動が他動的ROMいっぱいに動いているか，活動の関連項目において1点と2点を決めるために，他動的ROM（セクションJ）は左右両側ともビデオで記録する．（たとえ他動的ROMの制限があったとしても），自動運動が他動的ROMの範囲の場合，2点が与えられる．関節運動の定義には，米国整形外科学会の基準（1965）が用いられる．

◆ 個々の課題は別々に

Fugl-Meyer 運動項目のどの課題も，結び付けてはならない．ただし手指屈曲と伸展だけは例外であり，この項目は特別な一単位として行われるべきである．一つひとつの課題には必ず3秒以上の間隔をあけるようにする．

◆ 採点の特色

1回以上課題を行った場合には最も良かったパフォーマンスを採点する．評価方法ではっきりと定義されている時以外は，複数回繰り返すことができる能力を評価しているのではない．Fugl-Meyer test では他動的ROMに関して評価する項目がある．この場合には，評価者は運動項目の検査の時にも繰り返して他動的ROMを評価するよう求められる．評価は他動的ROMとの比較に基づいて行われる．

Fugl-Meyer test には非麻痺側と麻痺側でパフォーマンスを比較して採点する項目がある．しかし，(MS や TBI の患者でよく見られるように) もう一方の側が多少なりとも障害されたり，重度に障害されていたりした場合には，四肢の運動に関してはこの方法は意味をもたない．両上肢が障害されている患者の場合は，基本的に通常の麻痺のない運動パフォーマンスと比較して採点されるべきである．

5.2.2　Fugl-Meyer test の方法および採点

注釈は以下のようなものからなる．
1. 原文：原文（項目ごと）に由来する
2. コメント：原文の内容をさらに明確にするコメントである
3. 追記：標準化した方法でデータで集める際に原文ではすべての側面を明らかにしていないと思われた箇所について付け加えられた定義である

さらに，ビデオを用いる評価者のために，特殊な評価技術に関しての記述や推奨が含まれている．これらの注釈は一般的なものではなく，ビデオを用いずに評価と採点を同時に行う評価者にとっては役に立たない．

Fugl-Meyer Arm score

A 肩／肘／前腕

I ● 反射

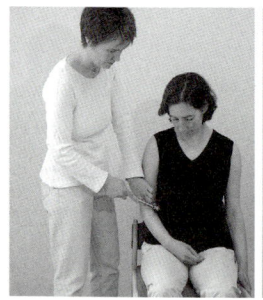

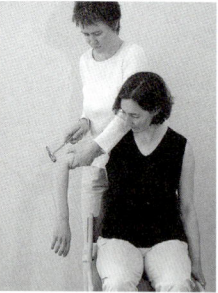

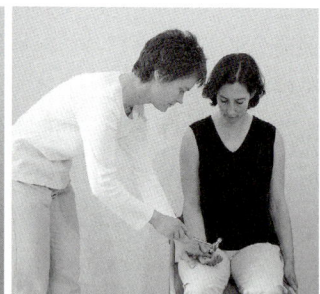

A　肩－肘－前腕 （座位）		
I 反射 　上腕二頭筋，三頭筋，手指屈筋	反射なし 上腕二頭筋／または 手指屈筋に反射あり 反射なし 伸筋に反射あり	☐ 0 ☐ 2 ☐ 0 ☐ 2

■ 方法

原文
上腕二頭筋，三頭筋，手指屈筋の反射を誘発．

追記
それぞれの反射が繰り返し誘発可能かを診る．

上腕二頭筋；手は膝の上に置き，前腕は回外位．

手指屈筋；手は膝の上に置き，前腕は回外位．評価者は示指を近位基節骨の手掌側に置いて，打腱器で叩く．

上腕三頭筋；上肢は外転位に評価者が保持し，肘は重力に従い曲がった状態とする．

■ 採点

原文
0：反射なし．
2：反射は屈筋と伸筋の両方もしくはどちらかで誘発．

コメント
屈筋は上腕二頭筋または手指屈筋のどちらでもかまわない．

II ● 動的屈筋共同運動／伸筋共同運動

◆ a) 屈筋共同運動

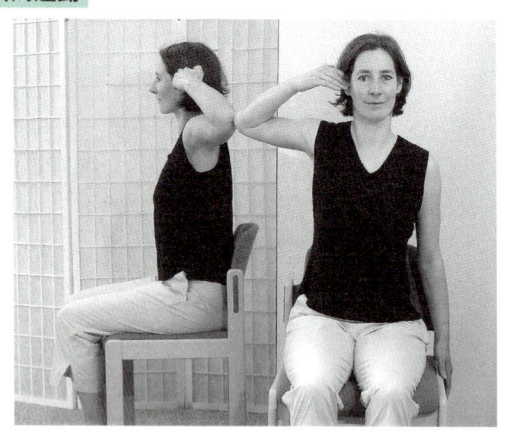

A　肩-肘-前腕	
II　動的共同運動における随意運動 （患者は背もたれに背中をつけて座る） a) 屈筋共同運動：肩を引いて「手を（同側の）耳までもっていく」	 　　　　　　　　なし　　部分的　完全 前腕　　　回外：　□0　　□1　　□2 肘　　　　屈曲：　□0　　□1　　□2 　　　　　外旋：　□0　　□1　　□2 肩　　外転(90度)：□0　　□1　　□2 　　　　　挙上：　□0　　□1　　□2 　　　　引き上げ：□0　　□1　　□2

263-01741

■ 方法

原文

　患者には座位で麻痺側の前腕を最大に回外させた状態で肘を最大屈曲させて，肩は90度外転位で外旋させて引き上げて同側の耳までもっていくように指示する．

コメント

　すべての要素は運動の最後に達成されることが重要である．指は自然な状態であり若干屈曲位，運動は肘と肩の他動的関節可動域（ROM）を最大限利用して行う．

■ 採点

原文

　0：個別の項目（スコアシート参照）が全くできない．
　1：部分的に可能．
　2：完全に可能．

コメント

　脊柱の側屈による肩外転の代償に気をつける．
　両共同運動の要素はともに運動の最後の時点で評価する．
　運動の途中でそれぞれ別に採点してはならない．

◆ b) 伸筋共同運動

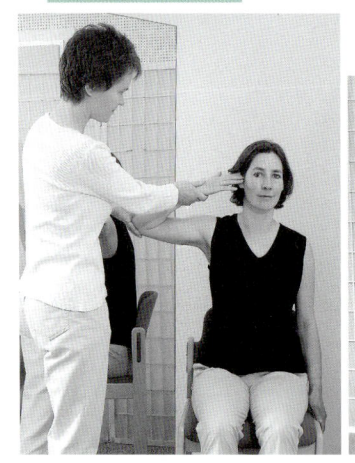

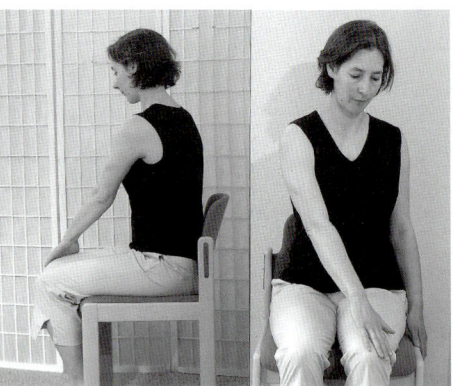

b) 伸筋共同運動：屈筋共同運動の位置（必要であれば支持をして）から手を反対の膝へ置く．膝が離れていることを確認する	
前腕	回内： □0 □1 □2
肘	伸展： □0 □1 □2
肩	内転＋内旋： □0 □1 □2

■ 方法
原文
　患者へは座位で肩内転，内旋させて手を回内させた状態で非麻痺側の膝へ伸ばすように指示する．開始位置は十分な屈筋共同運動の位置とする．患者が自分でこの位置を取れないようであれば，介助を行う．重力を利用して筋活動を代償することがないように注意が必要である．指示に従おうとして，たとえば胸郭を回旋したり，麻痺側上肢を振り子のように振る患者がいる．動きが患者自身によって行われているかどうかを評価しなければならず，時に大胸筋や上腕三頭筋腱に触れる必要がある．

追記
　患者の両膝間はある程度空けるようにして，十分に伸展，内転をさせる必要がある．手掌を反対の膝の上に置くように患者に指示する．このテストの焦点は随意運動であり，触れないようにする．必要であれば，すべての関節を開始位置に置くために支持し，重力で上肢が落ちないようにする．

■ 採点
原文
　採点基準は a) 屈筋共同運動と同様である．

コメント
　前腕の回内ができたかどうかは，最終的に膝の上に到達したときに採点し，完全な ROM が得られたかどうかで判断するのではない．
　a), b) どちらの共同運動も運動の最後の状態で評価される．運動の途中において，それぞれの要素を別々に評価してはならない．

Ⅲ ● 動的屈筋共同運動と伸筋共同運動の混合随意運動

◆ a) 手を腰へ

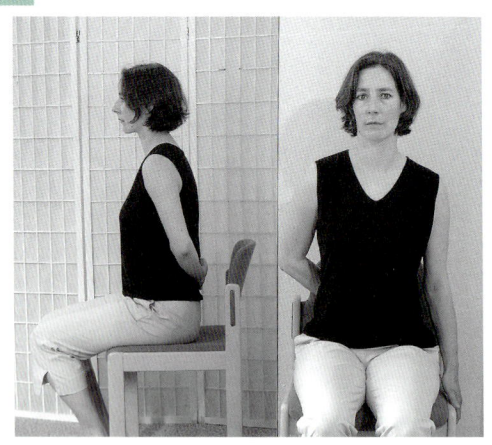

A　肩-肘-前腕	
Ⅲ　動的屈筋共同運動と伸筋共同運動の混合随意運動 a) 手を腰へ 　「手を後ろへ回してください」 　患者はいすの背もたれの前に座る	手は上前腸骨棘より後ろへ行かない　　　□ 0 重力を用いることなく手は上前腸骨棘を越える　□ 1 完全に可能　　　　　□ 2

■ 方法

原文
　麻痺手を腰椎棘突起上に随意的に置く．

追記
　課題を開始する前に，患者はいすの背もたれの前方に座る必要がある．代償的動作を避けるために，患者が真っすぐ座っていることを確認する．真っすぐ座らせるために，評価者が手を出して修正することは認められる．患者は手の甲で背中に触る．

■ 採点

原文
　0：個々の要素が全く行われない．
　1：重力の利用なく手は上前腸骨棘を越える．
　2：個々の要素が完全に行われる．

コメント
　上前腸骨棘を越えることができなかった場合や，代償動作を用いなければ越えることができないようであれば0点を付ける．

◆ b) 肩屈曲 0 〜 90 度

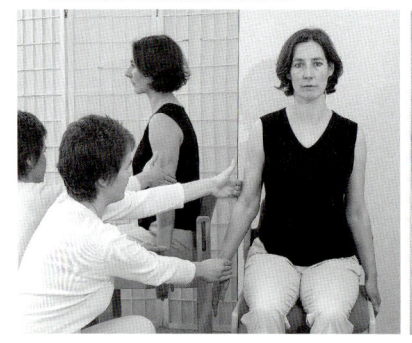

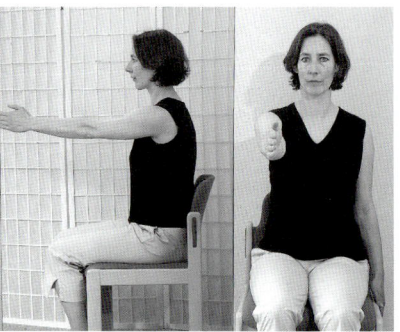

b) 肩屈曲 0 〜 90 度 肘は伸展位で前腕中間位にして「親指を上にして，伸ばした手を上にあげてください」と指示する 評価者は開始肢位をとらせるために介助してもよい	上肢はすぐに外転するか肘が屈曲する □ 0 上肢はすぐには外転せず，肘も屈曲しない □ 1 完全に可能 □ 2

■ 方法

原文
　肩を純粋に90度屈曲させる．肘は全可動域にわたり伸展位としなければならず，前腕は回内・回外中間位とする．

追記
　座位の状態で，（肩屈曲0度，肘完全伸展で腕は体の横またはいすの横に垂らす）開始肢位をとらせるための介助をしてもよい．

■ 採点

原文
　0：運動の開始時点ですぐに肩外転または肘の屈曲が起こる．
　1：運動の後半で肩外転または肘の屈曲が起こる．

追記
　他動的可動域（肩屈曲90度以下で）にまで達することができない場合には1点とする．

◆ c) 肘屈曲 90 度での前腕回内外

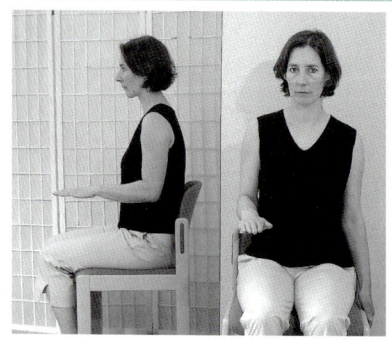

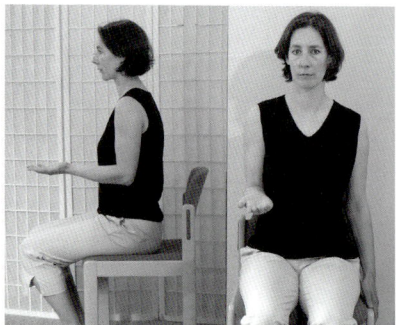

c) 前腕回内外	
肘 90 度屈曲，肩屈曲 0 度 患者は介助なしにこの肢位をとらなければならない 関節可動域に合わせて採点する 上腕肩甲関節による代償動作に注意する	開始肢位にすることが不能 または回内外が不能　　☐ 0 開始肢位とすることは可能で運動中も保持は可能だが回内外は制限　　☐ 1 完全に可能　　☐ 2

■ 方法

原文
肩屈曲0度で肘を自分で90度に屈曲させて前腕の回内外．

コメント
肩と肘が開始肢位を保っているか確認が必要．すなわち肘は体にくっつける．

■ 採点

原文
0：肩と肘の正しい位置を患者自身ではとれない，または回内外が全く行えない．
1：限られた関節可動域で回内外が可能で，その時に肩と肘は正しい位置を保持していることができる．

コメント
他動的ROMの範囲で可能かどうかを診るために，繰り返し他動的ROMを評価する．

Ⅳ ● 共同運動なしの随意運動

◆ a) 肩外転 0〜90 度

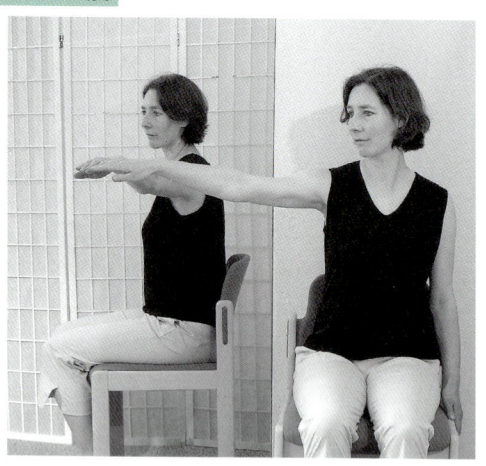

A 肩 – 肘 – 前腕	

Ⅳ 共同運動なしの随意運動
 	
 a) 肩外転 0〜90 度
  肘伸展位，前腕回内位
  評価者は開始肢位をとらせるために介助してもよい
	すぐに前腕回外または肘屈曲　☐ 0
	 運動は不完全，または肘が屈曲，または前腕の回内位の保持が困難　☐ 1
	 完全に可能　☐ 2

■ 方法
原文
　座位にて肩外転のみ90度を指示．肘は完全伸展位（0度），前腕は回内位とする．
コメント
　手掌は下に向ける．
追記
　必要があれば，評価者は開始肢位をとらせるために介助をしてもよい．

■ 採点
原文
1：部分的にのみ可能，または運動中に肘屈曲を認めたり，前腕回内位の保持が困難な場合．
2：最初から肘は曲がらず，前腕は回内位からどちらに偏ることもない．
追記
　最初から肘が屈曲していたり，前腕も回内位から動いている場合は0点とする．

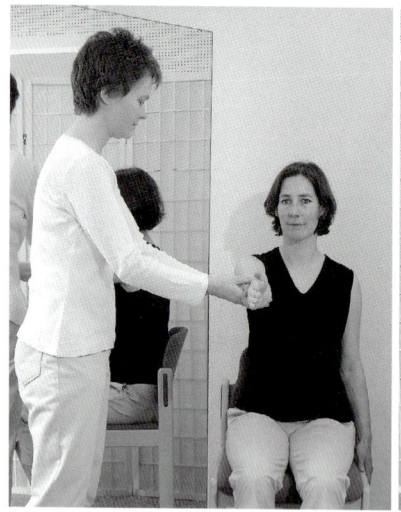

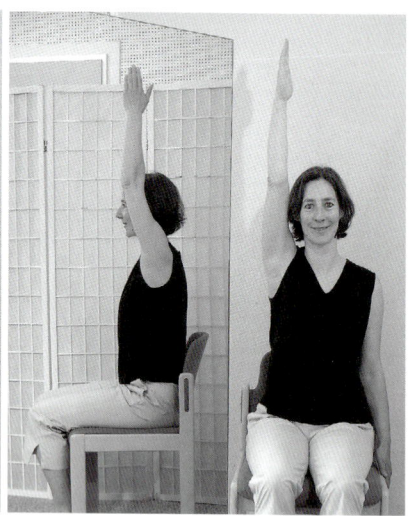

◆ b) 肩屈曲 90 〜 180 度

| b) 肩屈曲 90 〜 180 度
　肩外転 0 度で肘は伸展位，前腕中間位で「親指を上にして伸ばした手を上げる」
　開始位置をとらせるために評価者は介助してもよい | すぐに肩外転または肘屈曲　　　　　　　　　□ 0
すぐには肩外転または肘屈曲は認めない　　　□ 1
完全に可能　　　　　　　　□ 2 |

■ 方法

原文
座位の患者に肩屈曲のみ 90 〜 180 度を指示する．

追記
肩屈曲 90 度，外転 0 度の開始位置をとらせるために，評価者は介助してもよい．患者にこの位置から動かすように指示する．

■ 採点

原文
0：運動の開始後すぐに，肩外転，肘屈曲が起こる．
1：運動の後半時に肩外転，肘屈曲が起こる．

追記
他動的関節可動域に及ばない時にも 1 点と採点する．

◆ c) 肘完全伸展位での前腕回内外

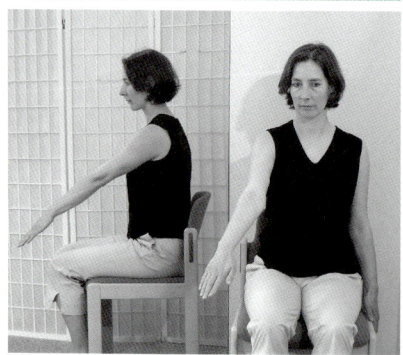

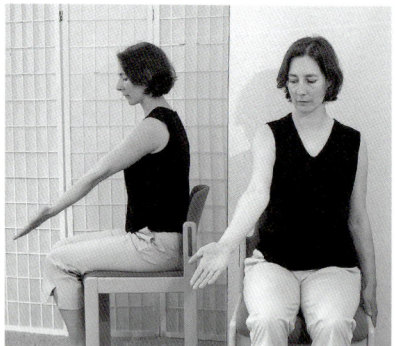

c) 前腕回内外 　肘は伸展位で，肩は30〜90度屈曲位 　支持なしで患者はこの位置に達する必要があり，他動的ROMに応じて採点する 　上腕肩甲関節による代償には注意が必要	開始肢位とすることができない，または回内外が不能　□0 開始肢位とすることはできるが，運動中に保持することができず，回内外に制限あり　□1 完全に可能　□2

■ 方法

原文

座位で肘を完全伸展位（0度）として回内外を指示．
肩は少なくとも30～90度の間で屈曲位とする．

コメント

患者は開始肢位にするためのいかなる介助も受けてはならない．

■ 採点

原文

0：患者自身で正しい肩，肘の肢位がとれない場合や回内外が全くできない．
1：肘や肩の肢位は正しく保つことができるが，回内外は非常に限られた範囲でしか動かせない．

コメント

肩回旋動作を橈尺関節の回内外と間違えないように注意が必要である．

追記

患者がROMの範囲まで完全に動かすことが可能かどうかを判断するために，この肢位での他動的ROMを繰り返し評価する必要がある．

1点（開始肢位を保つことができるが運動に制限がある）は，回内外運動の運動域がわずかな開始時点では肢位を保つことができるが，回内外運動域の増加に伴い肢位を保つことができない場合に付ける．

V ● 正常反射

この項目では最高2点が付けられるが,これはⅣの項目で6点(満点)をとった場合にのみ行われる.

A　肩-肘-前腕	
V　正常反射 前項目(Ⅳ)の合計が6点の場合のみ評価する	a) 評価せず 　(Ⅳの項目の合計点が6点未満のため)　☐0 b) 評価する 　3つのうち2つの反射は著明に亢進している　☐0 　1つの反射が著明に亢進している,または2つがやや亢進　☐1 　反射の亢進は認めず　☐2

■ 方法

原文
　上腕二頭筋，上腕三頭筋，手指屈筋の反射を誘発．

追記
　実際は反射の評価は Fugl-Meyer test の最初（AⅠ）に行われる．このテスト項目において再度採点される．

■ 採点

原文
　0：3つの反射のうち少なくとも2つは著明に亢進している．
　1：1つの反射が著明に亢進，または少なくとも2つの反射が亢進．
　2：2つ以上の反射の亢進を認めず，著明な反射の亢進は認めない．

B 手関節

手関節項目はそれぞれ，肘屈曲 90 度，肩屈曲 0 度の肢位と，肘完全伸展位，肩軽度屈曲位の肢位で行わなければならない．評価者はこの肢位をとらせ，保持させるために介助してもよい．

◆ a）肘屈曲 90 度での手関節保持

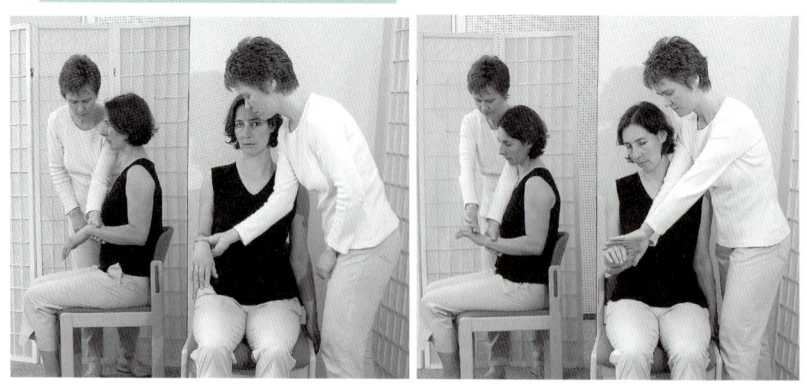

B　手関節	
a）手関節背屈 15 度保持 　　肩屈曲 0 度，肘屈曲 90 度， 　　前腕は最大回内	指示された角度までの手関節の背屈は困難　☐ 0 抵抗なしであれば指示された肢位は可能　☐ 1 わずかな抵抗に抗して指示された肢位の保持が可能　☐ 2

■ 方法
原文
　肩屈曲0度，肘屈曲90度，前腕最大回内位での手関節背屈約15度の保持を検査する．肘の随意運動が困難で，肘を指定された肢位にしたり保持することができない場合には評価者は介助してもよい．

コメント
　重力に抗して手関節背屈15度が可能な患者にのみ抵抗を加える．

■ 採点
原文
　0：指示された肢位までの手関節背屈は困難．
　1：手関節の背屈は可能だが抵抗には抗しない．
　2：抵抗に抗して肢位を保つことが可能．

◆ b) 肘屈曲 90 度での手関節掌屈，背屈の繰り返し

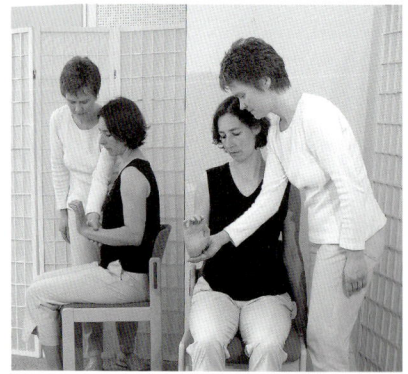

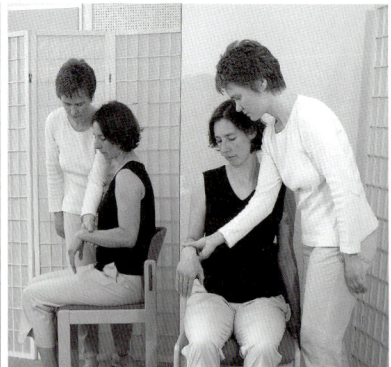

b) 手関節の最大掌屈 – 背屈の繰り返し 肩関節は屈曲 0 度，肘は屈曲 90 度，前腕は回内位．他動的 ROM に応じて採点	繰り返しの随意運動は不能	☐ 0
	随意運動の範囲は他動的関節可動域より小さい	☐ 1
	各部位において十分に適切な運動が行われる	☐ 2

■ 方法

原文
指は若干屈曲させた状態で，患者に手関節最大背屈から掌屈のスムーズな交互運動を繰り返すように指示する．肩，肘，橈尺関節の肢位は前述のとおり．要求された肢位をとらせるために，必要であれば評価者は肘を支えてもよい．

コメント
手関節背屈時に指は少し屈曲位としてもよい．

追記
前腕の動きを抑えてはならない．患者に前腕の開始肢位を保つように指示する．

■ 採点

原文
0：随意運動は起こらない．
1：患者は他動的 ROM まで随意的に動かすことはできない．
2：各部位において十分に適切な運動が行われる．

コメント
他動的 ROM まで動作が可能であるかどうかを判断するために，この肢位での他動的 ROM は繰り返して評価する必要がある．もし随意運動可動域が他動的 ROM に及ぶのであれば（他動的 ROM が制限されていても）採点は 2 点とする．

採点 1 点とするには，運動は（掌屈，背屈の）両方向になされなければならない．痙縮による揺らぎを随意運動と勘違いしてはならない．

◆ c) 肘最大伸展位での手関節保持

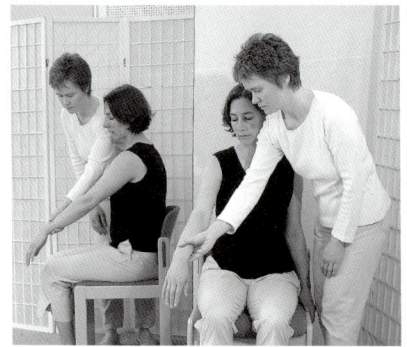

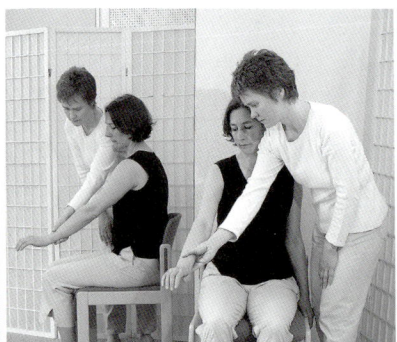

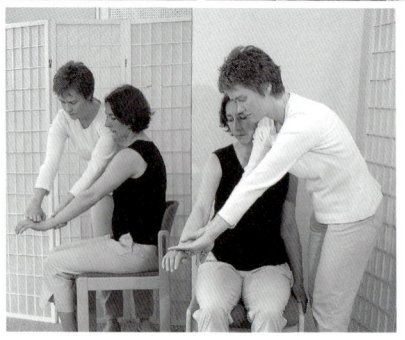

c) 手関節背屈 15 度保持 肩関節軽度屈曲外転位，肘伸展位，前腕回内位	指示された肢位までの手関節背屈は不能 □ 0 抵抗なしで指示された手関節肢位をとることは可能 □ 1 ある程度の抵抗に抗して指示された肢位を保持することが可能 □ 2

■ 方法

原文
　肩関節軽度屈曲外転，肘伸展0度，前腕回内位で手関節保持は評価される．必要であれば，評価者はこの肢位をとらせるために患者の上肢を支えてもよい．

コメント
　患者が手関節背屈15度を重力に抗して保持が可能な場合のみ，抵抗を加える．

■ 採点

原文
　0：指示された肢位で手関節背屈ができない場合．
　1：抵抗がなければ手関節背屈は可能な場合．
　2：抵抗に抗して肢位の保持が可能な場合．

◆ d) 肘完全伸展位での手関節掌屈，背屈の繰り返し

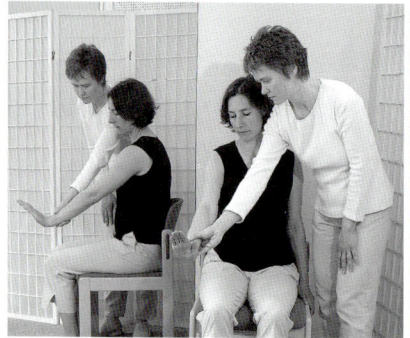

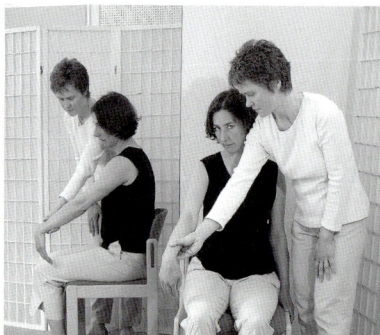

d) 手関節掌屈，背屈の繰り返し 肩関節は軽度屈曲外転位，肘関節伸展位，前腕回内位 他動的 ROM に応じて採点	繰り返しの随意運動は不能	☐ 0
	随意運動の範囲は他動的 ROM の範囲より小さい	☐ 1
	各部位において十分適切な運動が行われる	☐ 2

■ 方法

原文

前述したのと同様の手関節掌屈背屈交互運動を肩関節軽度屈曲外転位で行う．肘関節は最大伸展位とする（必要に応じて支持する）．

コメント

手関節背屈時に指は少し屈曲位としてもよい．

追記

前腕の動きを抑えてはならない．患者に前腕の開始肢位を保つように指示する．

■ 採点

原文

0：随意運動は起こらない．
1：患者は他動的 ROM まで随意的に動かすことはできない．
2：各部位において十分適切な運動が行われる．

コメント

他動的 ROM まで動作が可能であるかどうかを判断するために，この肢位での他動的 ROM は繰り返して評価する必要がある．

もし随意運動可動域が他動的 ROM に及ぶのであれば（他動的 ROM が制限されていても）採点は2点とする．

採点1点とするには，運動は（掌屈，背屈の）両方向になされなければならない．痙縮による揺らぎを随意運動と勘違いしてはならない．

◆ e) 手関節分回し運動

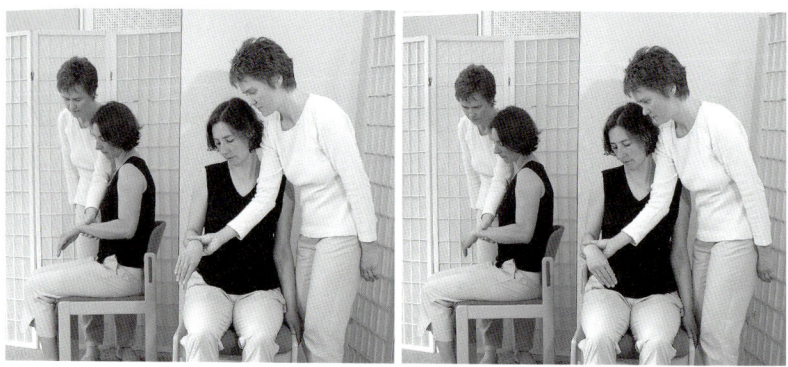

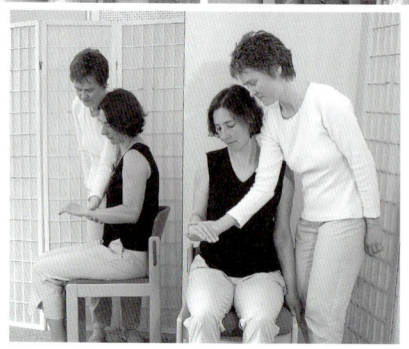

e) 手関節分回し運動 　肩関節0度，肘関節屈曲90度 　評価者は前腕を支えてもよいが， 　動きを抑えないようにする	不能 拙劣または不完全な動き 各部位で十分適切な動きが 行われる	☐ 0 ☐ 1 ☐ 2

■ 方法

原文
手関節の分回し運動.

追記
肩関節 0 度（すべての自由度において），肘関節屈曲 90 度に保ち，評価者は前腕を支えてもよいが，動きは抑えないようにする．

■ 採点

原文
0：分回しは不可能．
1：拙劣な動きまたは分回しは不完全．
2：各部位で十分適切な動きが行われる．

C 手

7項目を評価する．5つは異なる握り動作（異なったタイプの筋の協調運動）である．このセクションの Fugl-Meyer test は患者自ら行う運動の能力に焦点を絞っている．必要であれば，評価者は肘を90度に保つように支えてもよいが手関節は支えてはいけない．

◆ a）手指集団屈曲

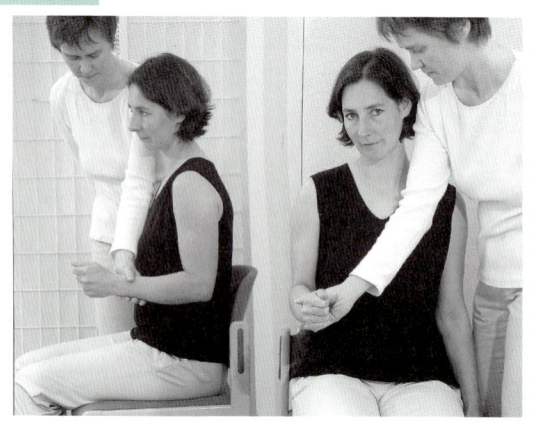

C　手	
a）手指屈曲	屈曲しない　　　　　　　　　　　　□ 0 十分ではないがある程度屈曲する　　□ 1 非麻痺側と同程度に十分な自動屈曲　□ 2

■ 方法

原文
患者に指を屈曲するよう指示する．

追記
開始肢位では前腕は回内外中間位とし，手関節も可能な範囲で中間位とする．患者は手指最大伸展位（この肢位は評価者によって促されてもよい）から自ら屈曲するべきである．このテストは次の集団伸展の項目とつながっている．

■ 採点

原文
0：屈曲しない．
1：自動屈曲は十分ではないがある程度屈曲．
2：十分な自動屈曲（非麻痺側と比較して）．

◆ b）手指集団伸展

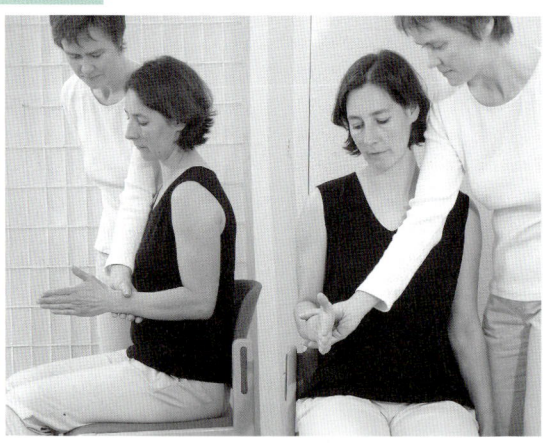

b）手指伸展 　　最大屈曲位（他動的）から	不能	☐ 0
	十分ではないがある程度の伸展，または集団屈曲握りから自ら開くことが可能	☐ 1
	非麻痺側と同程度に十分な自動伸展運動	☐ 2

■ 方法
原文

自動または他動最大屈曲位からすべての指を伸展させる．

追記

開始肢位で前腕は回内外中間位とし，手関節も可能な範囲で中間位とする．患者は手指最大屈曲位（この肢位は評価者によって促されてもよい）から自ら伸展するべきである．

■ 採点
原文

0：伸展不能．
1：十分ではないがある程度の伸展，または集団屈曲握りから自ら開く．
2：十分な自動伸展運動（非麻痺側と比較して）

● 握りテスト

　すべての握りテストは自動運動（握る）と静止運動（抵抗に抗して保つ）という明確に区別された要素からなる．指示された肢位は課題中に保持されなければならない．

◆ c）握り A

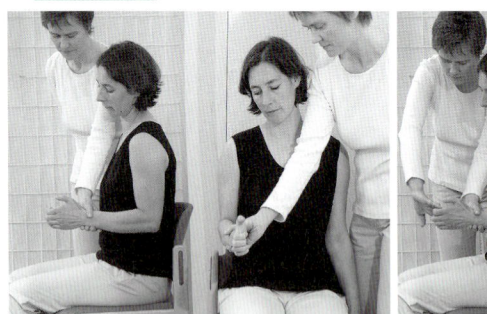

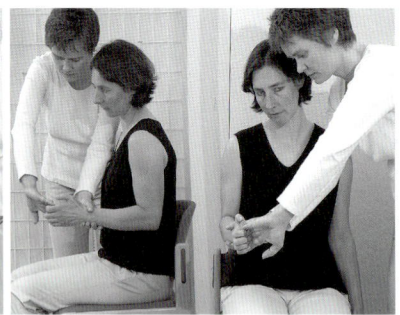

c）握り A：MCP 伸展，PIP と DIP 屈曲 　握りは抵抗に抗して保持されなければならない	指示された肢位は不能　　□ 0 弱い握り　　□ 1 比較的強い抵抗に抗して握りを保持　　□ 2

MCP：中手指節関節　PIP：近位指節関節　DIP：遠位指節関節

■ 方法

原文
　患者に第 2-5 指の中手指節関節を伸展し，近位指節関節，遠位指節関節は屈曲するよう指示する．握りは抵抗に抗するかをテストする．

追記
　開始肢位で前腕は回内外中間位とし，手関節も可能な範囲で中間位とする．要求されていることを患者が理解するまでやってみせたり，介助して行わせる．しかし，患者自らがこの肢位をとらなくてはならない．手指屈曲に対して抵抗を加えて評価する．

■ 採点

原文
0：指示された肢位をとることができない．
1：握りが弱い．
2：比較的強い抵抗に抗して握りを保持することができる．

◆ d) 握りB

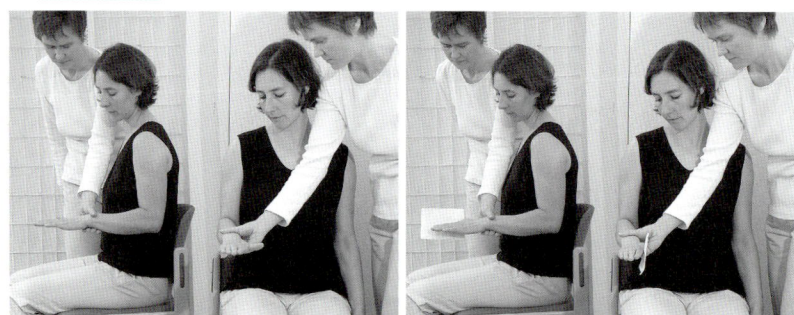

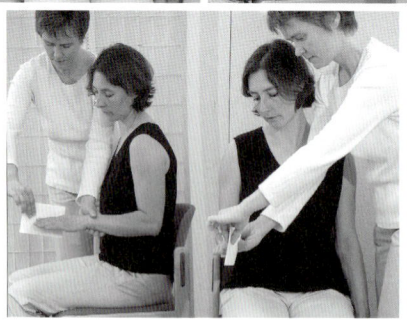

d) 握りB：示指と拇指伸展位 （拇指と示指を伸ばした状態で，親指の掌側と示指の中手骨で水平方向に引っ張る力に抗して紙片を保持）	機能的に遂行困難	☐ 0
	引っ張らなければ紙片を保持可能	☐ 1
	引っ張られても紙片を保持可能	☐ 2

■ 方法

原文
拇指の中手指節関節ならびに指節関節は0度として純粋に拇指の内転を行うようにすべきである．

追記
紙片は伸展位の拇指の掌側と示指の中手骨部で保持されなければならず，示指の末節骨の伸展や屈曲を用いてはならない．手関節の開始肢位は前腕回内位で屈曲伸展は中間位とする．

引っ張り方は急に引っ張る．患者には常にこの突然の動きに注意を払うよう指示する．引っ張る方向は患者から水平に離れるようにするべきである．

紙のサイズ：A4の1/4（A6）．

■ 採点

原文
0：機能的に遂行困難．
1：拇指と第2指中手骨部の間に挟んだ紙片は引っ張られなければ保持は可能．
2：引っ張られても紙片は保持可能．

コメント
採点の2点とは，紙が手からほとんど動いていないことである．

追記
重力に抗して（1点），または抵抗に抗して（2点）紙を保持しているときに，拇指の中手指節関節と指節関節は真っ直ぐに伸ばした状態（0度）に保たれなければならない．

◆ e) 握りC

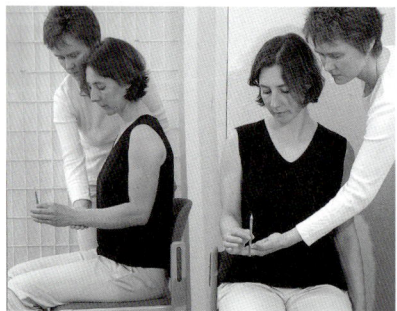

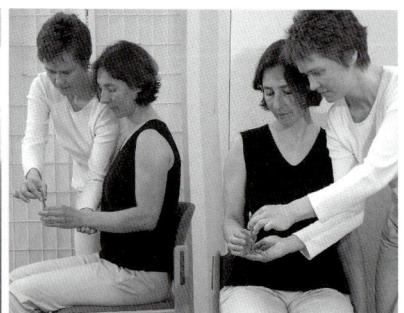

e) 握りC：拇指 – 示指　指腹つまみ （拇指と示指の指腹で鉛筆を上方へ引っ張ることに対して保持する）	機能的に不能　　　　　　　　□0 抵抗がなければ鉛筆は保持　□1 引っ張られても鉛筆は保持　□2

■ 方法

原文
患者は拇指指腹と第2指（示指）指腹を対立させる．鉛筆を挟む．

コメント
指腹のみを使う．他の指の位置は関係ない．引っ張る方向は重力に抗して上向きとする．患者には突然の動きに注意を払うように指示する．

■ 採点

原文
0：機能的に不能．
1：引っ張られなければ，拇指と第2指の間で鉛筆の保持は可能．
2：引っ張られても鉛筆の保持は可能．

コメント
採点の2点とは，手から鉛筆がほとんど動いていないことである．

◆ f）握り D

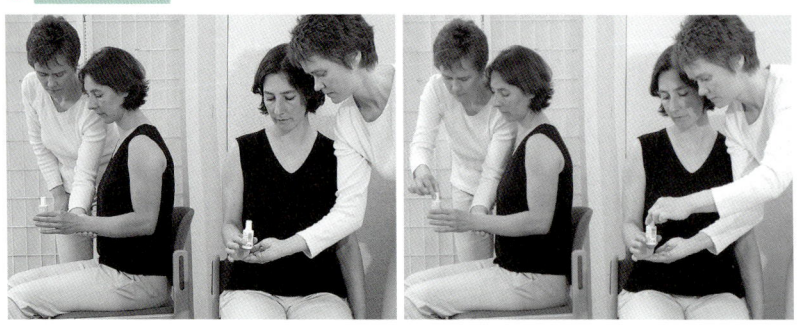

f）握り D：拇指と示指の掌側を対立 （円筒上の物を，上方への引っ張ることに抗して保持する）	機能的に不能 ☐ 0 引っ張られなければ保持は可能 ☐ 1 引っ張られても保持は可能 ☐ 2

■ 方法

原文
第1指と第2指の掌側をお互いに対立させ，円筒状の物（小さい缶）を握る．

コメント
第1指と第2指（拇指と示指）の掌側を使う．各関節は少し曲げてもよい．

追記
引っ張る方向は重力に抗して上方へ引っ張る．患者には突然の動きに注意を払うように指示する．可能であれば道具として Tip-ex®（修正液）ボトルを用いる．

■ 採点

原文
0：機能的に不能．
1：引っ張られなければ，拇指と示指の間で小さな缶を保持することが可能．
2：引っ張られても小さな缶の保持は可能．

コメント
採点の2点とは，手から小さな缶または瓶がほとんど動いていないことである．

◆ g）握りE

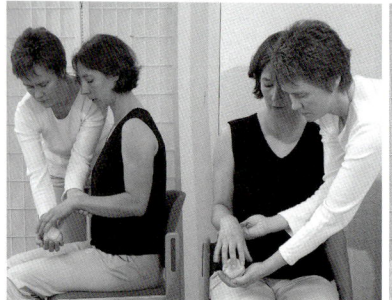

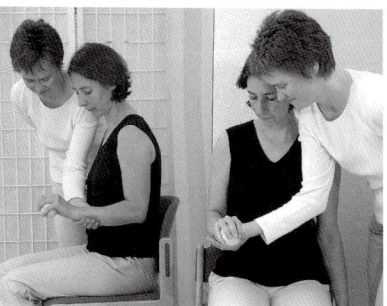

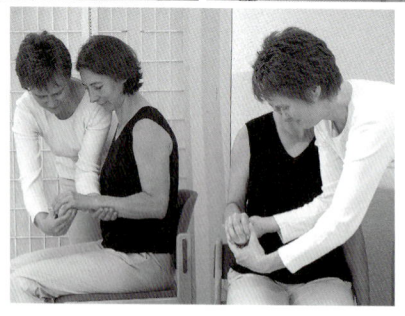

g）握りE：球体握り 　（テニスボールを握って，下方への引っ張りに抗して保持する）	機能的に不能	☐ 0
	引っ張られなければテニスボールを保持することが可能	☐ 1
	引っ張られてもテニスボールの保持は可能	☐ 2

◼ 方法

原文
　球体握り．テニスボールを握る，または拇指は外転して第2，3，4，5指は内転屈曲するように指示する．

コメント
　患者には，前腕回内位で指を伸ばし，手を開いて自分で（active に）ボールを握るようにさせる．ボールは評価者の手掌に置く．

追記
　患者には突然の動きに注意を払うように指示する．真っ直ぐ下に引っ張る．

◼ 採点

原文
　0：機能的に不能．
　1：引っ張られなければテニスボールの保持は可能．
　2：引っ張られてもテニスボールの保持は可能．

コメント
　痙縮や固縮によってボールを保持している場合は0点と採点する．採点の2点とは，手からテニスボールがほとんど動いていないことである．

D 協調 / スピード

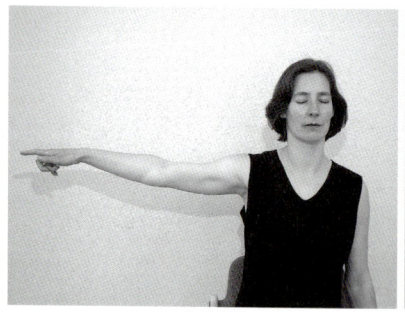

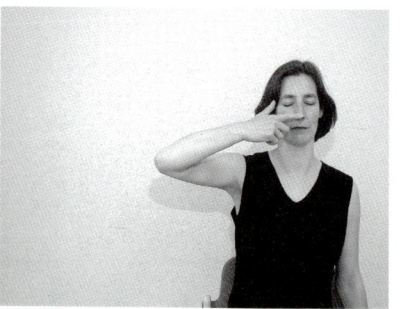

D 強調 / スピード

指鼻試験
開始肢位では肘は最大伸展,肩は90度外転

a) 振戦

	著明	軽度	なし
	☐ 0	☐ 1	☐ 2

b) 測定障害 (Dysmetria)

	著明 または 一定しない	わずか, 一定している	なし
	☐ 0	☐ 1	☐ 2

c) 時間
健側との差

	>6秒	2〜5秒	<2秒
	☐ 0	☐ 1	☐ 2

右時間: 　秒　　左時間: 　秒

■ 方法
原文
指鼻試験を行う．患者に目を閉じたまま，できるだけ早く5回示指の先で鼻先を触るように指示する．
追記
指鼻試験は肩外転90度，肘伸展位で開始する．体幹や頭部による代償はさせないようにする．

■ 採点
追記
患者が開始肢位をとれないときには0点と採点する．

a 振戦
原文
0：著明な振戦．
1：わずかな振戦．
2：振戦なし．
追記
スタート地点から終着までの軌跡の揺らぎを振戦と解釈する．

b 測定障害（Dysmetria）
0：明らかかつ一定しないDysmetria．
1：わずかで一定したDysmetria．
0：Dysmetriaなし．
コメント
Dysmetriaは終着地点の位置の誤りとして解釈される．
完全な指鼻試験（2点）では常に鼻の先の大体1 cm^2 の範囲内に達する．
一定しないDysmetria：誤りがランダムな状態．
一定したDysmetria：各施行において大きさや方向に同じ誤りがある．

C 時間/スピード

原文

動きの速さは健側の速さと比べる．

0：指鼻試験を5回繰り返しても，麻痺側では少なくとも6秒以上遅い．

1：麻痺側では2〜5秒遅い．

2：差は2秒以内．

追記

評価者はビデオまたはテスト施行中に同時にストップウオッチで時間を計測する．最大外転位から試験5回目の鼻に到達するまでの時間を計測する．

Fugl-Meyer 運動項目：評価者の注意点

項　目	自ら開始肢位をとる	可能な介助	他動的 ROM との比較	繰り返し
A Ⅰ 反射				X
A Ⅱ b		（開始位置）		
A Ⅲ a		（体幹の安定）		
A Ⅲ b		（開始位置）		
A Ⅲ c	X		X	（回内外）
A Ⅳ a		（開始位置）		
A Ⅳ b		（開始位置）		
A Ⅳ c	X		X	（回内外）
A Ⅴ				X
B a		（肘）		
B b		（肘）	X	X
B c		（肘）		
B d		（肘）	X	X
B e		（前腕）		（一方向）
C a		（肘）		
C b		（肘と開始位置）		
C c		（肘と抵抗）		
C d		（肘と引っ張り）		
C e		（肘と引っ張り）		
C f		（肘と引っ張り）		
C g		（肘と引っ張り）		
D	X			（5回）

H 感覚

◆ a) 触覚

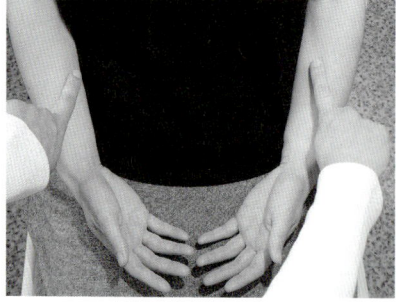

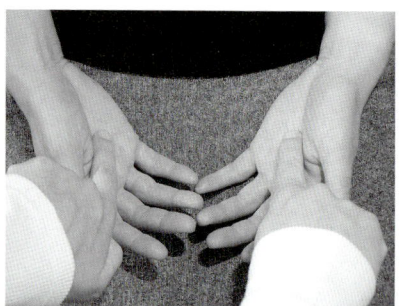

H　感覚			
a) 触覚 　両方の上肢ならびに手掌で軽く触り，同じような質，強さで感じているかどうかを尋ねる 　触覚は以下にように採点する 　0：感覚脱失 　1：感覚低下，異常感覚 　2：正常 　前腕掌側 　手掌	 ☐ 1 ☐ 1	 ☐ 2 ☐ 2	 ☐ 3 ☐ 3

■ 方法

原文
　触覚は大まかに評価される．患者に両方の上肢ならびに手掌を軽く触れ同じような質，強さで感じるかどうかを尋ねる．

追記
　まず初めに評価者は示指の先で患者の前腕掌側に触れ，次に手掌に触れる．患者は目をつぶらなくてもよいが感覚を集中するように指示する．この項目を採点するのに必要なだけ刺激するようにする．

　患者には触れられているのがわかるか，反対と比べて質，強さに違いがあるかを尋ねる．

　質問：私の指が触っているのがわかりますか？　右と左で違いがありますか？

■ 採点

原文
　0：感覚脱失．
　1：感覚低下，異常感覚．
　2：正常．

追記
　1度も触られているのがわからない場合は0点と採点する．
　左右で感覚の質や強さが違う場合は1点と採点する．
　両上肢間で触覚に差がない場合は2点と採点する．

◆ b）位置覚

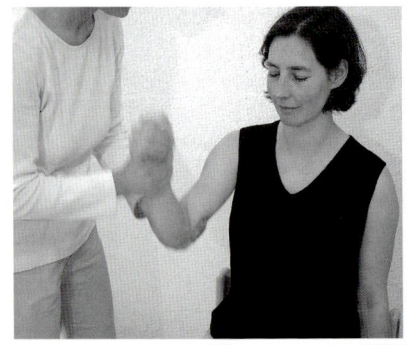

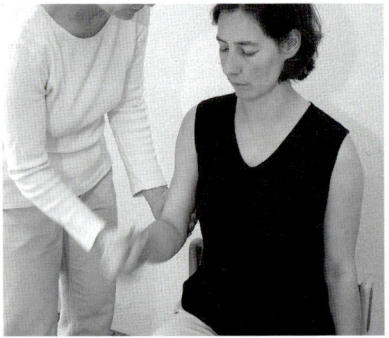

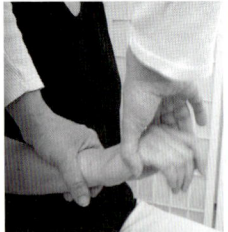

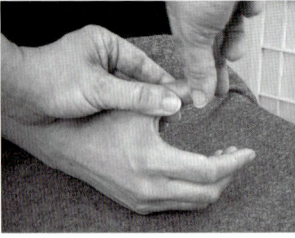

b）関節位置覚 患者には目を閉じてもらい，関節位置覚を以下のように採点する 0：感覚脱失 1：非麻痺側関節と比べると差を認めるが，3/4 は正答する 2：すべて正答し，非麻痺肢と比べても差を認めない			
肩関節	☐ 0	☐ 1	☐ 2
肘関節	☐ 0	☐ 1	☐ 2
手関節	☐ 0	☐ 1	☐ 2
拇指指節関節	☐ 0	☐ 1	☐ 2

■ 方法

原文

　関節位置覚は拇指（指節関節），手関節，肘，肩関節で検査する．位置覚以外の感覚に患者の答えが影響されないように，評価者は指や手の置き方に十分注意を払い，わずかな関節の動きを加える．

　患者がIaガンマ線維を通じて関節の位置の変化をとらえることがないように，評価者は1次終末を興奮させずに関節を動かすように注意すべきである．

　患者には目を閉じてもらう．まず非麻痺側から始めて，両側をテストする．麻痺側は非麻痺側を終えてからテストする．評価者は患者に何をしてもらいたいのかを例に示して説明する．動きは小さなものとし，可動域最終域までの動きは避ける．患者には言葉で，関節がどちらの方向に動いたのかを答えさせる．もし言葉で示すことができなければ，非麻痺側を真似して動かすように指示する．皮膚感覚を通じて位置の変化の情報を与えないように，皮膚への接触は最低限にする．それぞれの関節は屈曲と伸展方向に4回動かして評価する．

追記

　屈曲－伸展方向に他動的関節可動域の最大に達しない範囲でわずかに動かす．

肘：
・肩関節は自然な位置とする．
・前腕は回内外中間位とする．

手関節：
・肩関節は自然な位置とする．
・肘関節は屈曲90度．
・前腕は回内位（手掌は可能な範囲で下へ）．
・評価者は前腕を固定し，手の橈側縁，尺側縁をもって動かす．

拇指：
・回外位で腕を大腿の上に置く．
・拇指の外側をもつ．

・評価者は基節骨をもち，末節骨を動かす．

■ 採点
原文

    0：感覚脱失．
    1：非麻痺側関節と比べると差を認めるが，3/4は正答する．
    2：すべて正答し，非麻痺肢と比べても差を認めない．

J 他動的関節可動域

J　他動的関節可動域／関節痛			
a）他動的関節可動域 　　他動的関節可動域を以下のように採点する 　　0：ほとんど動かない 　　1：他動的関節可動域は減少 　　2：他動的関節可動域は正常			
肩　　　　屈曲	□ 0	□ 1	□ 2
外転 90 度	□ 0	□ 1	□ 2
外旋	□ 0	□ 1	□ 2
内旋	□ 0	□ 1	□ 2
肘　　　　屈曲	□ 0	□ 1	□ 2
伸展	□ 0	□ 1	□ 2
前腕　　　回内	□ 0	□ 1	□ 2
回外	□ 0	□ 1	□ 2
手関節　　屈曲	□ 0	□ 1	□ 2
伸展	□ 0	□ 1	□ 2
手指　　　屈曲	□ 0	□ 1	□ 2
伸展	□ 0	□ 1	□ 2

■ 方法

原文
　他動的関節可動域と他動的関節可動域最終域における関節痛の出現の評価は麻痺肢のほとんどの関節で行われる．関節可動域は非麻痺側と比較する．運動機能の評価時には関節自体の障害に注意が払われないので，運動機能の評価前に関節可動域や関節の痛みを評価することが望ましい．
　ベッド上の患者でも評価ができるように肩の外転は90度までしか行われない．

コメント
　実際には，Fugl-Meyer test の最初にこのセクションを評価することを勧める．それぞれの動きは可動域いっぱいまで評価を行い，痛みがあるかを指摘させる．

追記
肩：外転90度
・評価者は患者が肩甲帯の引き上げにより代償することができないように確認する．
・肘は扱いやすいように屈曲させる．
肩：外旋
・肩関節は自然な位置とする．
・肘は屈曲90度．
肩：内旋
・肩関節は自然な位置とする．
・肘は屈曲90度．
・評価者は患者の手を胸に向かって動かす．
肘：屈曲と伸展
・肩関節は自然な位置とする．
・肘は回内外中間位．
回内外
・肩と肘は屈曲90度．
手関節：屈曲と伸展．

・肩関節は自然な位置とする．
・肘 90 度屈曲，回内位（手掌面を下に向ける）．

手指：屈曲と伸展
・肩関節は自然な位置とする．
・肘屈曲 90 度，回内外中間位．

■ 採点
原文

0：ほとんど動かない．
1：他動的関節可動域は減少．
2：他動的関節可動域は正常．

J 関節痛

J　他動的関節可動域 / 関節痛			

b）関節痛
関節痛の出現を以下のように採点する
 0：関節運動のすべての範囲ではっきりとした痛みの訴え，または実際の関節可動域の最終域で非常に著明な痛み
 1：わずかな痛み
 2：痛みなし

部位	動作	0	1	2
肩	屈曲	☐0	☐1	☐2
	外転 90 度	☐0	☐1	☐2
	外旋	☐0	☐1	☐2
	内旋	☐0	☐1	☐2
肘	屈曲	☐0	☐1	☐2
	伸展	☐0	☐1	☐2
前腕	回内	☐0	☐1	☐2
	回外	☐0	☐1	☐2
手関節	屈曲	☐0	☐1	☐2
	伸展	☐0	☐1	☐2
手指	屈曲	☐0	☐1	☐2
	伸展	☐0	☐1	☐2

■ 方法

追記
患者に他動的運動時に痛みがあるかを答えるように尋ねる．

■ 採点

原文
0：関節運動のすべての範囲ではっきりとした痛みの訴え，または実際の関節可動域の最終域で非常に著明な痛み．
1：わずかな痛み．
2：痛みなし．

追記
痛みのために評価が中断する場合，関節可動域の最終域で著明な痛みが出現する場合，またはすべての可動域にわたって痛みの訴えがある場合に0点と採点する．

全関節可動域を動かすことができるが，痛みを訴える場合は1点と採点する．

5.3 Action Research Arm test マニュアル

5.3.1 一般的注意

◆ Action Research Arm test と評価器具の説明

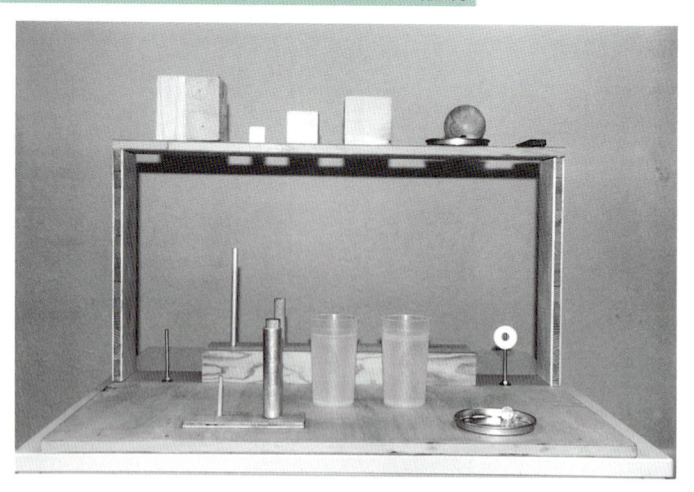

　Lyle（1981）によって開発されたAction Research Arm testは，Carrollら（1965）によって発表されたUpper Extremity Function Testに基づいている．Lyleは，いくつかの項目を除外し，4つのサブテストに課題をまとめた．評価器具や開始位置について，Carrollによって示されている詳説ほど精密ではなかった．Lyleはオリジナルバージョンを改変したが，「評価に使用する物品の入手しやすさや簡便化を考慮したものであり，Carrollの先行研究で用いられた評価器具に可能な限り近づけ似たようなものにしている」と述べている（p.486）．

　それゆえ，評価器具や評価方法に関して推察しなければならない場合がある．このマニュアルでは，必要であればCarrollの発表に基づいた説明を加えて，Lyleによって作成されたAction Research Arm testを示していく．

◆ 評価器具の構成

Action Research Arm test 評価セットは市販されておらず，評価用の器具が必要である．基本的な器具は，標準的な高さの机（約75 cm）に置かれた，棚付きの木製のプラットフォーム（72×44 cm）である．厚板は，評価される側によって向きを変える必要があるので固定しない（サブテスト"握り"で用いる）．両上肢の評価が必要なので，評価しやすいように金属製の円筒の開始位置に用いるプラットフォームは移動できるようにした．ワッシャー（サブテスト"握り"で用いる）の目標位置は，両側それぞれに固定した．他のすべての器具は移動可能なものとし，各課題項目の記載に従いプラットフォーム上に置かれる．

テスト器具の構成は，3.3.2（p.21）で示された情報に基づく．

◆ 全般的な評価と採点

可能であれば，患者は机の前で肘掛けのない普通の椅子（高さ44 cm ± 2 cm），（まれに自分の車いす）に座る．患者は，課題を実行しやすいように机に近づき，行いやすくなるのであれば机に沿って移動してもよい．患者は，片側にもたれかかってもよいが，課題中に椅子から立ち上がることは許されない．各上肢は別々に検査し，最初に麻痺の無いあるいは少ない側から始める．評価者は，行ってほしいことをしっかり理解するまで課題を説明する．患者によっては各項目の評価の前に，別々に各課題を説明する必要がある．

各課題（サブテスト"粗大運動"を除く）の開始位置は木製のプラットフォーム上で，そこに評価する上肢を置く．各テスト課題は，評価する側に置き，一つずつ提示される．これ以外に開始位置や目標位置に関する定義はない．

患者は課題間で休憩することは許されているが，患者はその間に，たとえば筋緊張を減少させるような治療的介入を受けることはできない．患者が何度も練習するのは勧められない．実際のテスト前の練習の成績が最も良かった場合には，それを採点してもよい．

Lyle は，評価方法と採点に関するガイドラインを以下のように紹介し

ている（Lyle；1981：491）．

　Action Research Arm testは，4つのサブテスト（つかみ，握り，つまみ，粗大運動）に分かれている．各サブテストの項目は，最初の項目（最も難しい）で3点だった場合には，同じ側のそのサブテストの全項目が3点とみなすように並べられている．したがって，最初の項目で3点を得た場合は，患者は残りのサブテストの項目を検査することなく，同じ側（左または右）のサブテストの全項目に3点が与えられる．

　もし患者が，最初の項目で3点未満であった場合は，2番目の項目を行う．2番目の項目は，各サブテストで最も簡単な項目であり，もし患者が0点であった場合は，以下のサブテストのいかなる項目においても0点を超えることはできないであろう．したがって，そのサブテストの合計点は0点となり，次のサブテストに移る．

　しかしながら，患者が最初の項目で3点未満，2番目の項目で0点を超えていれば，そのサブテストのすべての項目を行わなくてはならない．

　これは，説明すると複雑にみえるが，実施すると簡単である．この結果，検査時間は平均50％短縮する．

◆ 採点方法

　各項目はすべて4段階に評価される．
3点：課題が正常に実行される．
2点：患者は課題を達成するが，異常に長く時間がかかったり，大きな困難を伴う．実行がゆっくりで非常に拙劣である．課題の完了とは，正しい位置に置く，水を注ぐ，手を指示された位置に置くことである．
1点：患者は課題の一部を完了する．患者が物を机やその置かれた場所から拾い上げたり持ち上げることはできるが，その物体を正しい位置に置くことができないときにこの得点が与えられる．水をグラスからグラスに注ぐ項目では，患者はグラスを持ち上げられるが，正しく容器に水を注ぐことができない．
0点：患者は課題のどの部分も実行できない．目標物を置かれた場所，机

から押すことは0点である．

追記

　採点は，両側の比較に基づかない．しかし，片側障害患者では，正常にできたかどうかの目安として非麻痺側の観察は有用である．"正常に実行"から1ポイント減らすためには，患者は大きな困難さを伴ったり，対側との比較でかかる時間がはっきりと差がある必要がある．課題実施にはっきりとした時間制限はない．両側の機能障害を有する患者では，両側を比較することは，各側の行為が正常であるかどうかを決める助けにはならない．両側障害時の左右の比較は正常機能を有する健常例と比較する．

5.3.2 Action Research Arm test の方法および採点

◆ A. サブテスト つかみ

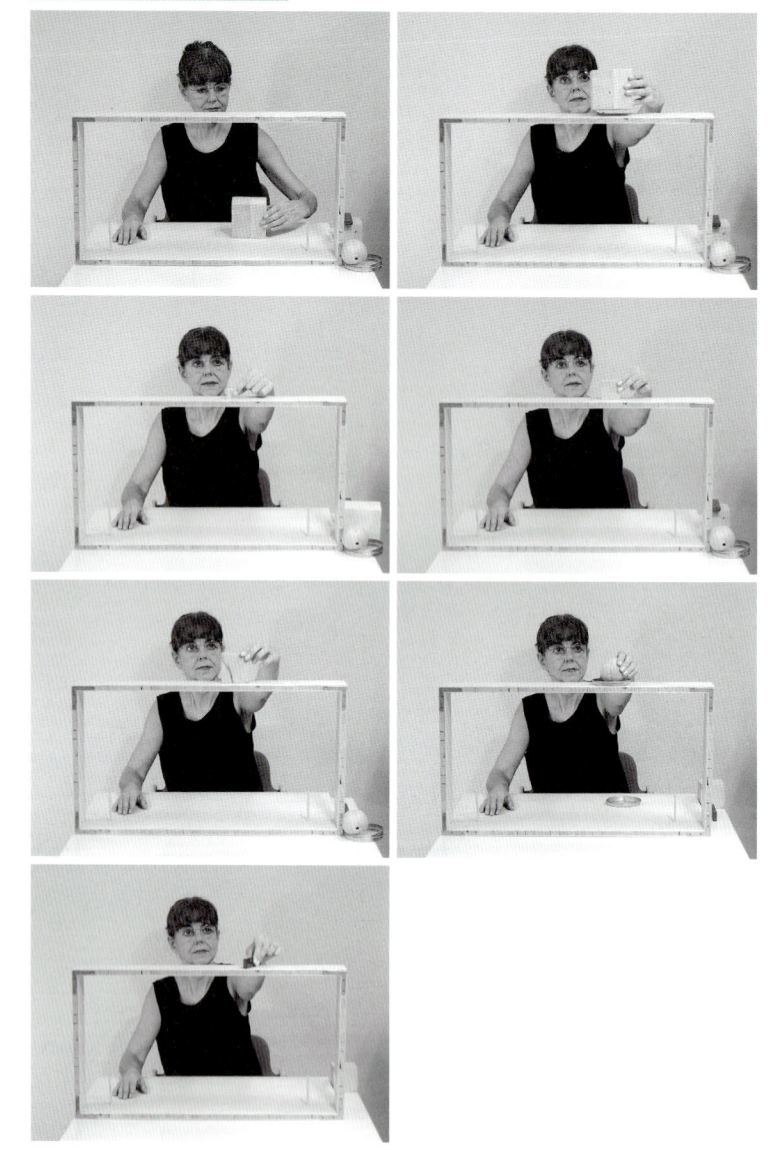

(写真の説明) 順番：左から右，上から下

■ 方法

サブテストつかみでは，物を台表面から棚の上へ持ち上げなくてはならない．まず，すべての物を手を開いてつかみ，次に棚の上（机の上方30 cm）へ持ち上げなくてはならない．課題物を評価する側に適切に置く．患者が課題を終えたら，評価者は物を取り除く．評価者は物品を一つずつ次の順番で提示する：10 cm ブロック，2.5 cm ブロック，5 cm ブロック，7.5 cm ブロック，7.5 cm ボール，石（長辺を置く）．石は狭く長い側を置いて，側方把握によってつかまなくてはならない．

■ 採点

患者が物をつかむことができない場合は，評価項目は打ち切り，0点とする．

患者が机から物をつかんで持ち上げるが，上腕や肩の障害のために棚に届かない場合は1点となる．

患者が物を置いて離した場合，その課題は終了とし，課題（拾う→ 移動→ 置く→ 離す）に対する採点を行う．

物体が終点で離れなかった場合は，3点未満が適当である．

もし患者が物体を終点で離し，戻るときにぶつかった場合には，減点されない．

つかみ	評価	
	左	右
1　木製ブロック 10 cm （もし3点ならば合計点を18点とし，握りへ移る）		
2　木製ブロック 2.5 cm （もし0点ならば合計点を0点とし，握りへ移る）		
3　木製ブロック 5 cm		
4　木製ブロック 7.5 cm		
5　クリケットボール直径 7.5 cm		
6　石 10 × 2.5 × 1 cm		
小　計　　つかみ	/18	/18

◆ B. サブテスト 握り

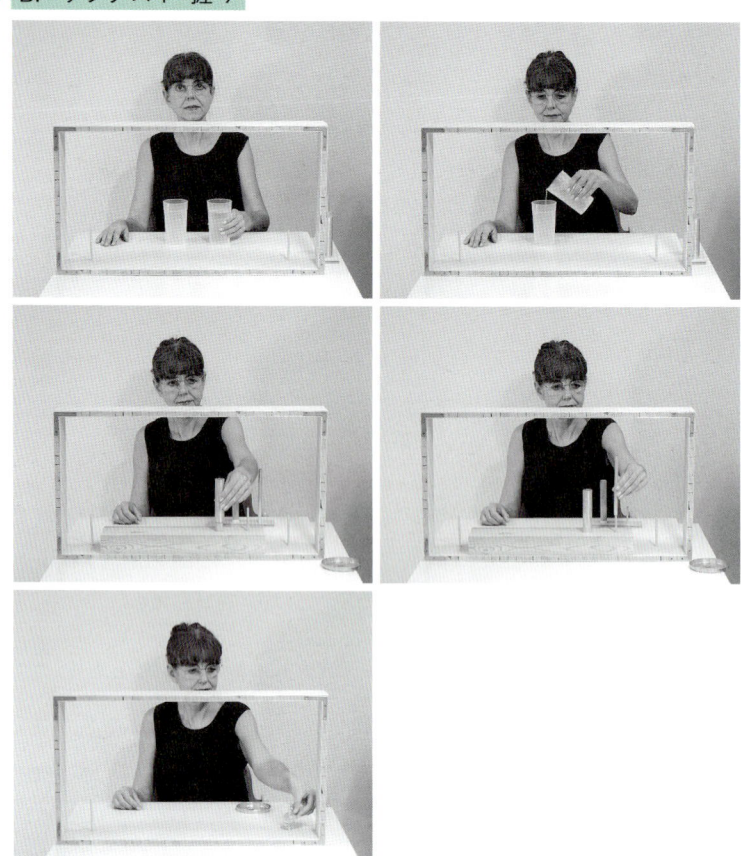

（写真の説明）左から右，上から下

　サブテスト握りは，屈曲，伸展，回内 / 回外を含む手関節の動きがある程度必要とされる以外は，つかみと同様の要素を共有する．

■ 方法

1）グラスからグラスへ水を注ぐ．グラスは，患者前の中心線の両側に置かれる．グラス間は決まった距離はないが，接触しないように立てる．患者は，水が注がれるほうのグラスをもう一方の手で垂直位に保つように持ってもよい．また，評価者が患者の代わりに持って安定させてもよい．

2），3）患者近くの垂直のペグに置かれた2種類の円筒（2.25 cm×11.5 cm；1.0 cm×16 cm）を，30 cm前方の厚板の垂直のペグに移動して置く．

4）同様に患者は金属製のふたに置かれた鉄製のワッシャーを拾い，30 cm離れた垂直のボルトに通す．

■ 採点

1）患者は前腕の回内をしなくてはならない；もし患者が前腕を回内させずに単に体幹を側方へ曲げる場合は，（水が目標のグラスに注がれたとしても）課題は完全には行われていないとして1点となる．

握　り	評　価	
	左	右
1　水をグラスからグラスへ注ぐ （もし3点ならば合計点を12点とし，つまみへ移る）		
2　円筒 2.25 cm （もし0点ならば合計点を0点とし，つまみへ移る）		
3　円筒 1 cm		
4　ワッシャーをボルトへ		
小　計　　握り	/12	/12

◆ C. サブテスト つまみ

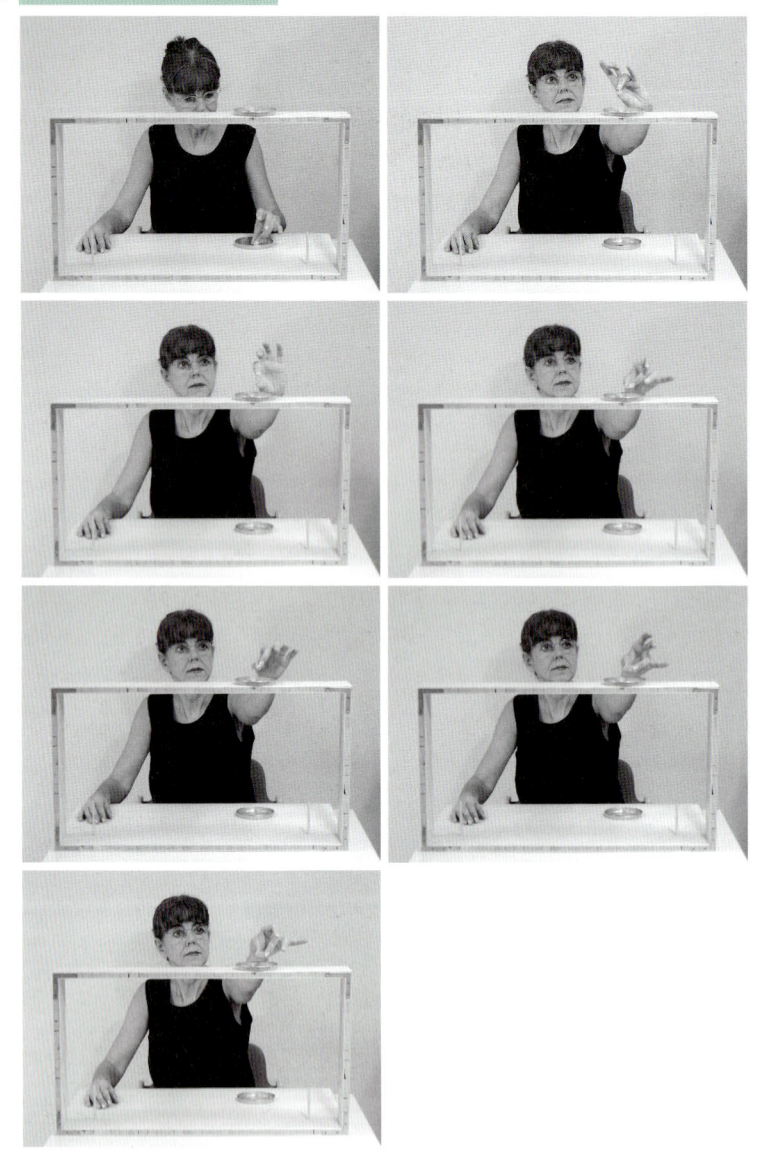

(写真の説明) 順番：左から右へ，上から下へ

サブテストつまみは，上腕や肩機能の課題を含んだ指-母指対立の課題である．

■ 方法

ボールベアリングあるいはビー玉を入れた縁のある皿（タバコの金属製のふた）を用意する．ビー玉を一つずつ，棚の上にある同じ大きさの皿へ移動させる．患者は，決められた順番でボールベアリングやビー玉を一つずつつままなくてはならない．

つまみ	評 価	
	左	右
1 ボールベアリング6mm，母指と環指 （もし3点ならば合計点を18点とし，粗大運動へ移る）		
2 ビー玉1.5 cm，母指と示指 （もし0点ならば合計点を0点とし，粗大運動へ移る）		
3 ボールベアリング6mm，母指と中指		
4 ボールベアリング6mm，母指と示指		
5 ビー玉1.5 cm，母指と環指		
6 ビー玉1.5 cm，母指と中指		
小　計　　つまみ	/18	/18

◆ D. サブテスト 粗大運動

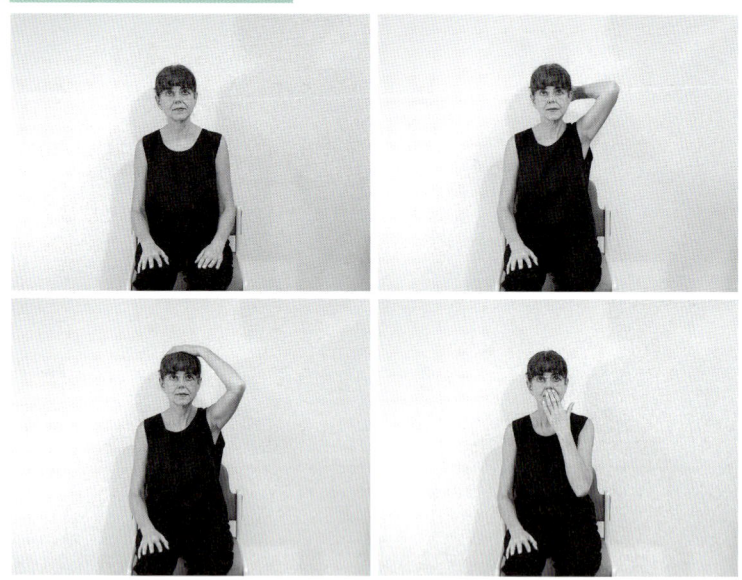

(写真の説明)順番：左から右へ，上から下へ；左上の写真は，開始位置を表す

　サブテスト粗大運動には，上腕や肩の機能がある程度，保たれていることが要求される．

■ 方法

1) 手を後頭部へ置く
2) 手を頭頂部へ置く
3) 手を口に

上腕の開始位置は，患者の膝に置くか，患者の側腹である．項目1)，2) は，1回のみ実施する．項目1) は，手を頸部ではなく後頭部に置く．項目2) は，手を額ではなく頭頂部に置く．

もし患者が最初の項目を実行できなければ，テストは中止する．

肩関節機能を正しく評価するために，患者は背筋を伸ばした姿勢を保つ必要がある．患者には，代償戦略を避けるために注意深く指示し，課題を示さなければならない．

■ 採点

課題を容易にするために頭部を下に曲げた場合は，課題は完全に行われていない→ 得点＝1点．

頭部が下に屈曲後に頸部伸展し，正しい終了位置へ到達するのを容易にして助けた場合→ 得点＝2点（課題実行中の体幹のある程度の代償的な動きは，許される）．

粗大運動	評価 左	評価 右
1 手を後頭部へ置く （もし3点ならば合計点を9点とし，終了する）		
2 手を頭頂部へ置く		
3 手を口へ		
小　計　　粗大運動	/9	/9

合計点		
合計点（すべてのサブテスト）	/57	/57

5.4 Box and Block test マニュアル

5.4.1 特別な注意

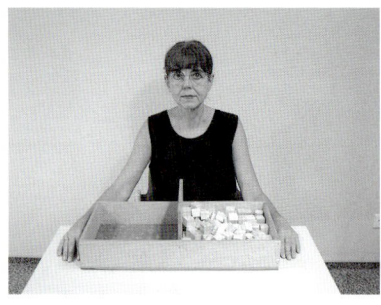

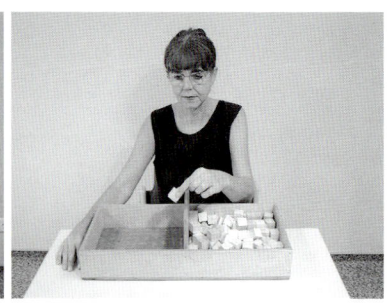

◆ 患者への指示

Mathiowetz ら，1985：388 参照．以下の指示を被検者に出す．

「右（または左）手で1回につき1個のブロックをなるべく早く持ち上げ（評価者はその手を指す），それをもう一方の箱に運び落とすところを見せてください．必ず指先が仕切りを越えるようにしてください．私があなたに見本を示しますので，見ていてください」

そして評価者は，見本として3個の立方体を同じ方向に運ぶ．デモンストレーションの後，評価者は次のように言う．

「もし2つのブロックを同時に持ち上げても，それは1個とカウントされます．もし仕切りを越した後に床やテーブルに落としてもカウントされますので，拾うための余分な時間を使わないようにしてください．もしブロックを仕切りを越えないで投げたら，それはカウントされません．始める前に15秒間練習できます．何か質問はありますか．手を箱の両側に置いてください．開始時間がきたら，私が『用意，始め』と言います」

ストップウォッチは「始め」のときに開始する．15秒経ったら，評価

者は「ストップ」と言う．もし，練習中に間違えがあったら，実際のテスト開始前に正す．練習終了時，運ばれた立方体を元の箱に返却する．評価者は立方体をランダムな配置になるように混ぜる．

評価者は次の言葉を続ける．

「これからが実際のテストとなります．指示は同じです．できるだけ早く行ってください．用意（評価者は3秒待つ），始め．（1分後）ストップ．（数を数え記録する）．今度は同じことを左（または右）手でやります．まず練習ができます．前と同じように手を箱の横に置いてください．1回に1個のブロックを持ち上げ，もう一方の箱に落としてください．用意（評価者は3秒待つ）始め．（15秒後）ストップ」

運ばれたブロックを上記のように元の箱に戻す．

「これからが実際のテストとなります．指示は同じです．できるだけ早く行ってください．用意（評価者は3秒待つ）始め．（1分後）ストップ」

◆ 評価方法と採点
■ 方法
原文

テストの箱は標準的な高さのテーブルの端に沿って置く．被検者は標準的な高さの椅子に座り箱に向かう．150個の立方体を被検者の非麻痺側（利き手側）の箱に入れる．評価者は，被検者と向かい合って座り，ブロックが運ばれるのを見る．テストの前に15秒間の練習時間を与える．テストが始まる直前に，被検者は両手を箱の横に置く．合図で被検者は一度に1つのブロックを非麻痺側（利き手側）の手でつかみ，ブロックを仕切りを越えて運び，反対側の箱に入れる．ストップウオッチを使って，1分後に中止する．この方法を麻痺側（非利き手側）の手で繰り返す．

コメント

　箱の中央が被検者の中心となるようにセッティングする．ブロックはランダムに箱に入れて，均等に広がるようにする．評価者は被検者に戦略を考えたり，テスト中に数えたりすることを勧めるべきではない．

追記

　テストではどんな握りでもよく，1個のブロックを一度に運べられればよい．開始時は，被検者の手は箱の両脇に置く．仕切りを一度越えれば，ブロックが落ちても戻す必要はない．テスト中に被検者はブロックを混ぜてはいけない．被検者の指先に気を配るのと同様に，各々のブロックが仕切りを越えることに注意する．

■ 採点

原文

　点数は1分間に運んだブロックの数である．被検者が2個かそれ以上のブロックを一度に運んだら，その数を合計から引く．もし被検者がブロックを仕切りから越すことなく投げたなら，それらはカウントしない．被検者がブロック1個も仕切りを越して運べなかったり，ブロックが箱から床やテーブルに落ちたりしても，減点はない．

追記

　評価者は多様な無効となる行為に注意を払う（テストのときにも，またはビデオテープで採点するときにも）．たとえば仕切りの前を通ってブロックを運ぶなどの行為は点数にならない．上記のガイドラインに加えて，被検者は混ぜられたブロックをより簡単な並べ方にしてはいけない．ブロックはテスト開始時にのみランダムに並べる．

	左	右
得　点		

References

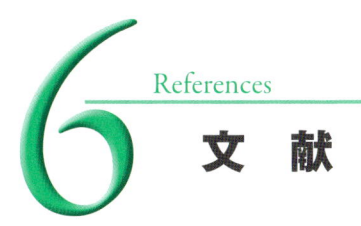

文 献

Adams, R.J., Mador, K., Sethi, K.D., Grotta, J.C., Thompson, D.S. (1987) Graded neurological scale for use in acute hemispheric stroke treatment protocols. Stroke; 18:665-669

Adams S.A., Ashburn A., Pickering R.M., Taylor D. (1997a) The scalability of the Rivermead Motor Assessment in acute stroke patients. Clinical Rehabilitation; 11:42-51

Adams S.A., Ashburn A., Pickering R.M., Taylor D. (1997b) The scalability of the Rivermead Motor Assessment in nonacute stroke patients. Clinical Rehabilitation; 11:52-59

Adams, S.A. The Rivermead Motor Assessment for stroke. In: Harrison, M. ed. Physiotherapy in stroke management. Edinburgh: Churchill Livingstone, 1995

Agnew, P.J., Maas, F. (1982) Hand function related to age and sex. Arch Phys Med Rehabil; 63:269-271

Agre, J.C., Magness, J.L., Hull, S.Z., Wright, K.C., Baxter, T.L., Patterson, R., Stradel, L. (1987) Strength testing with a portable dynamometer: reliability for upper and lower extremities. Arch Phys Med Rehabil; 68:454-458

Alderman, E. (1949) Comparison of one-trial and three-trial Purdue Pegboard norms. Occupations; 27:251-2

American Academy of Orthopaedic Surgeons: Joint motion: Method of measuring and recording, 1965

American Guidance Service: Minnesota Rate of Manipulation Test Examiner´s Manual. Circle Pines, Minnesota: AGS, 1969

Annett, M., Kilshaw, D. (1983) Right and left hand skill. Br J Psychol;

74:269-283

Arsenault, B., Dutil, E., Lambert, J., Corriveau, H., Guarna, F., Drouin, G. (1988) An evaluation of the hemiplegic subject based on the Bobath approach. Part 3: A validation study. Scand J Rehabil Med; 20:13-16

Ashburn, A. (1982) A physical assessment for stroke patients. Physiotherapy; 68:109-113

Ashworth, B. (1964) Preliminary trial of carisoprodol in multiple sclerosis. Practioner; 192:540-542

Ayre, R., Mockett, S. (2000) Reliability of the Motor Club Assessment (abstract). Physiotherapy; 86:150

Badke, M.B., Duncan, P.W. (1983) Patterns of rapid motor responses during postural adjustments, when standing, in healthy subjects and hemiplegic patients. Phys Ther; 63:13-20

Bard, G., Hirschberg, G.G. (1965) Recovery of voluntary motion in upper extremity following hemiplegia. Arch Phys Med Rehabil; 567-572

Bass, B.M., Stucki, R.E. (1951) A note on a modified Purdue Pegboard. Journal of Applied Psychology; 35:312-13

Bennett, G.K.: Hand Tool Dexterity Test Manual. New York: Harcourt Brace Jovanovich, 1981

Berglund, K., Fugl-Meyer, A.R. (1986) Upper extremity function in hemiplegia. A cross-validation study of two assessment methods. Scand J Rehab Med; 18:155-157

Bernspang, B., Fisher, A.G. (1995) Differences between persons with right or left cerebral vascular accident on the assessment of motor and process skills. Arch Phys Med Rehabil; 76:1144-51

Bohannon, R.W., Andrews, A.W. (1987) Interrater reliability of hand-held dynamometry. Physical Therapy; 67:931-3

Bohannon, R.W., Smith, M.B. (1987) Interrater reliability of a modified Ashworth scale of muscle spasticity. Physical Therapy; 67:206-207

Boissy, P., Bourbonnais, D., Carlotti, M.M., Gravel, D., Arsenault, B.A.

(1999) Maximal grip force in chronic subjects and its relationship to global upper extremity function. Clinical Rehabilitation; 13:354-362

Bravo, G., Potvin, L. (1991) Estimating the reliability of continuos measures with Cronbach´s alpha or the intraclass correlation coefficient: towards the integration of two traditions. J Clin Epidemiol; 44:381-390

Brunnström, S. (1966) Motor testing procedures in hemiplegia. J Am Phys Ther Ass; 46:357

Brunnström, S. Movement therapy in hemiplegia. A neurophysiological approach. Harper & Row, Hagerstown, 1970

Buddenberg, L.A., Davis, C. (2000) Test-retest reliability of the Purdue Pegboard test. American Journal for Occupational Therapy; 55:555-558

Carr, J.H., Shepherd, R.B., Nordholm, L., Lynne D. (1985) Investigation of a new motor assessment scale for stroke patients. Phy Ther; 65:175-180

Carroll, D. (1965) A Quantitative Test of Upper Extremity Function. Journal of Chronic Disease; 18:479-491

Chae. J, Labatia I, Yang G. (2003) Upper limb motor function in hemiparesis: concurrent validity of the Arm Motor Ability test. Am J Phys Med Rehabil; 82:1-8

Clopton, N., Schafer, S., Clopton, J.R., Winer, J-L. (1984) Examinee position and performance on the Minnesota Rate of Manipulation Test. Journal of Rehabilitation, Jan/Feb/March, 46-48

Cohen, J.A., Fisher, J.S., Bolibrush, D.M., Jak, A.K., Kniker, J.E., Mertz, L.A., Skaramagas, T.T., Cutter, G.R. (2000) Intrarater and interrater reliability of the MS functional composite outcome measure. Neurology; 54:802-806

Collen, F.M., Wade, D.T., Bradshaw, C.M. (1990) Mobility after stroke: reliability of measures of impairment and disability. International Disability Studies; 12:6-9

Collen, F.M., Wade, D.T., Robb, G.F., Bradshaw, C.M. (1991) The Rivermead Mobility Index: a further development of the Rivermead Motor

Assessment. Int Disabil Stud; 13:50-54

Collin, C., Wade, D. (1990) Assessing motor impairment after stroke: a pilot reliability study. Journal of Neurology, Neurosurgery, and Psychiatry; 53:576-579

Costa, L.D., Vaughan, H.G., Jr., Levita, E., Farber, N. (1963) Purdue Pegboard as a predictor of the presence and laterality of cerebral lesions. Journal of Consulting Psycholgy; 27:133-37

Crow, J.L., Lincoln, N.B., Nouri, F.M. and W. de Weerdt (1989) The effectiveness of EMG biofeedback in the treatment of arm function after stroke. International Disability Studies; 11:155-60

De Souza, L.H., Langton Hewer, R., Lynn, P.A., Miller, S., Reed, G.A.L. (1980b) Recovery of arm control in hemiplegic stroke patients. 2. Comparison of arm function tests and pursuit tracking in relation to clinical recovery. Int Rehab Med; 2:10-16

De Souza, L.H., Langton Hewer, R., Miller, S. (1980a) Assessment of recovery of arm control in hemiplegic stroke patients. 1. Arm function tests. International Rehabilitation Medicine; 2:3-9

De Weerdt, W.J.G., Harrison, M.A. (1985) Measuring recovery of arm-hand-function in stroke patients: A comparison of the Brunnstrom-Fugl-Meyer test and Action Research Arm test. Physiotherapy Canada; 37:65-70

Dean, C., Mackey, F. (1992) Motor Assessment Scale scores as a measure of rehabilitation outcome following stroke. Aust J Physiother; 38:31-35

Demeurisse, G., Demol, O., Robaye, E. (1980) Motor evaluation in vascular hemiplegia. European Neurology; 19:382-9

Desrosiers, J, Bravo, G, Hébert, R, Dutil, E, Mercier, L. (1994a) Validation of the Box and Block test as a measure of dexterity of elderly people: Reliability, validity, and norms studies. Archives of Physical Medicine and Rehabilitation; 75:751-755

Desrosiers, J., Hébert, R., Bravo, G., Dutil, E. (1995a) Upper Extremity

Performance Test for the Elderly (TEMPA): Normative data and correlates with sensorimotor parameters. Archives of Physical Medicine and Rehabilitation; 76:1125-1129

Desrosiers, J., Hébert, R., Bravo, G., Dutil, E. (1995b) The Purdue Pegboard Test: Normative data for people aged 60 and over. Disability and Rehabilitation; 17:217-24

Desrosiers, J., Hébert, R., Dutil, E., Bravo, G. (1993) Development and reliability of an upper extremity function test for the elderly: The TEMPA. Canadian Journal of Occupational Therapy; 60:9-16

Desrosiers, J., Hébert, R., Dutil, E., Bravo, G., Mercier, L. (1994b) Validity of the TEMPA: A measurement instrument for upper extremity performance. Occupational Journal of Research; 14:267-281

Desrosiers, J., Rochette, A., Hebert, R., Bravo, G. (1997) The Minnesota Manual Dexterity: Reliability, validity and reference values studies with healthy elderly people. Canadian Journal of Occupational Therapy; 64:270-276

Deyo, R.A., Diehr, P., Patrick, D.L. (1991) Reproducibility and responsiveness of health status measures. Statistics and strategies for evaluation. Control Clin Trials; 12:142-158

Dickerson, A.E., Fisher, A.G. (1993) Age differences in functional performance. Am J Occup Ther, 47:686-92

Dickerson, A.E., Fisher, A.G. (1995) Culture-relevant functional performance assessment of Hispanic elderly. Occup Ther J Res, 15:50-68

Doble, S.E., Fisk, J.D., Fisher, A.G., Ritvo, P.G., Murray, T.J. (1994) Evaluation functional competence of community-dwelling persons with multiple sclerosis using the Assessment of Motor and Process Skills (AMPS). Arch Phys Med Rehabil; 75:843-51

Duncan, P.W., Goldstein, L.B., Matchar, D., Divine, G., Feussner J. (1992) Measurement of motor recovery after stroke. Outcome assessment and sample size requirements. Stroke; 23:1084-9

Duncan, P.W., Propst, M., Nelson, S.G. (1983) Reliability of the Fugl-Meyer assessment of sensorimotor recovery following cerebrovascular accident. Phys Ther; 63:1607-1610

Dutil, E., Filiatrault, J, De Serres, L., Arsenault, A.B. (1990) Evaluation de la fonction du membre supérieur chez le sujet hémiplegique – Protocol d´évaluation [Evaluation of upper extremity function in subjects with hemiplegia]. Montreal: Librairie de l´Université de Montréal

Emerson, S. (1993) Validity of the Jebsen Hand Function Test. J Hand Ther; 6:65-66

Epstein, A.A. (1995) The outcome movement: will it get us where we want to go ? In: Graham, N.O. (ed.), Quality in health care. Theory, application, and evolution. Gaithersburg: Aspen Publishers, pp. 188-197.

Feys, H., De Weerdt, W., Nuyens, G., Van de Winckel, A., Selz, B., Kiekens, C. (2000) Predicting motor recovery of the upper limb after stroke rehabilitation: value of a clinical examination. Physiotherapy Research International; 5:1-18

Filiatrault, J., Arsenault, A.B., Dutil, E., D. Bourbonnais (1991) Motor function and activities of daily living assessments: A study of three tests for persons with hemiplegia. American Journal of Occupational Therapy; 45:806-810

Fisher A. Assessment of Motor and Process Skills Manual (research ed. 7.0) (unpublished test manual). Fort Collins, CO: Colorado State University 1994

Fisher, A.G. (1993) The Assessment of IADL motor skills: An application of many-faceted Rasch analysis. Am J Occup Ther; 47:319-29

Fisher, A.G. (1994b) Development of a functional assessment that adjusts ability measures for task simplicity and rater leniency. In: Wilson, M., editor. Objective measurement. Theory and practice, vol. 2. Norwood, NJ: Ablex, 145-175

Fisher, A.G. (1995) Assessment of Motor and Process Skills. Ft. Collins,

CO: Three Star Press

Fisher, A.G., Lui, Y., Velozo, C.A., Pan, A.W. (1992) Cross-cultural assessment of process skills. Am J Occup Ther; 46:876-85

Fitts, P.M. (1954) The information capacity of the human motor system in controlling the amplitude of movement. J Exp Psychol; 47:381-391

Fraser, C., Defusco, J. (1981) A standardized test of hand function. Br J Occup Ther; 44:258-260

Fugl-Meyer, A.R. (1976a) Assessment of motor function in hemiplegic patients. In: Buerger, A.A. (ed): Neurophysiologic aspects of Rehabilitation Medicine. Charles C. Thomas, Springfield, IL, chapter 15

Fugl-Meyer, A.R. (1976b) The effect of rehabilitation in hemiplegia as reflected in the relation between motor recovery and ADL function. Proceedings International Rehabilitation Association II, Mexico City, 683

Fugl-Meyer, A.R. (1980) Post-stroke hemiplegia: Assessment of physical properties. Scand J Rehabil Med; Suppl 7:85-93

Fugl-Meyer, A.R., Jääskö, L. (1980) Post-stroke hemiplegia and ADL-performance. Scand J Rehab Med; Suppl 7:140-152

Fugl-Meyer, A.R., Jääskö, L., Leyman, I., Olsson, S., Steglind, S. (1975) The post-stroke hemiplegic patient. Scand J Rehab Med; 7:13-31

Fugl-Meyer, A.R., Steger, H.G., Jääskö, L., Loid, M. (1976c) Return to work with hemiplegia. Proc. IRMA II (Mexico City, 1974):703

Goodkin, D., Priore, R., Wende, K. (1998) Comparing the ability of various composive outcomes to discriminate treatment effects in MS clinical trials. The multiple sclerosis Collaborative Research Group (MSCRG). Multiple Sclerosis, 4:480-6

Goodkin, D.E., Hertsgaard, D., Seminary, J. (1988) Upper extremity function in Multiple Sclerosis: Improving assessment sensitivity with Box-and-Block and Nine-Hole Peg Tests. Arch Phys Med Rehabil; 69:850-854

Haaland, K.Y., Delaney, H.D. (1981) Motor deficit after left or right hemisphere damage due to stroke or tumor. Neuropsychologia; 19:17-27

Hackel, M.E., Wolfe, G.A., Bang, S.M., Canfield, J.S. (1992) Changes in hand function in the ageing adult as determined by the Jebsen Test of Hand Function. Phys Ther; 72:373-377

Hamm, N.H., Curtis, D. (1980) Normative data for the Purdue Pegboard on a sample of adult candidates for vocational rehabilitation. Perceptual and Motor Skills; 50:309-310

Hantson, L., de Weerdt, W., de Kayser, J., Diener, H.C., Franke, C., Palm, R., Van Orshoven, M., Schoonderwalt, H., de Klippel, N., Herroelen, L., Feys, H. (1994) The European stroke scale. Stroke; 25:2215-2219

Hébert, R., Carrier, R., Bilodeau, A. (1988) The functional autonomy measurement system (SMAF): Description and validation of an instrument for the measurement of handicaps. Age and Ageing; 17:293-302

Heller, A., Wade, D.T., Wood, V.A., Sunderland, A., Hewer, R.L., Ward, E. (1987) Arm function after stroke: Measurement and recovery over the first three months. Journal of Neurology, Neurosurgery, and Psychiatry; 50:714-719

Hicks, C.M.: Research methods for clinical therapists. Applied project design and analysis. Churchill Livingstone, Edinburgh, 1999, 3rd edition

Hines, M., O´Connor, J. (1926) A measure of finger dexterity. Personnel J; 4:379-382

Hsieh, C.-L., Hsueh, I.-P., Chiang, F.-M., Lin, P.-H. (1998) Interrater reliability and validity of the Action Research Arm test in stroke patients. Age-Ageing; 27:107-114

Hsueh, I.P., Hsieh, C. L. (2002) Responsiveness of two upper extremity function instruments for stroke inpatients receiving rehabilitation. Clin Rehabil; 16:617-624

Hsueh. IP., Lee, M.M., Hsieh, C.L. (2001) Psychometric characteristics of the Barthel activities of daily living index in stroke patients. J Formos

Med Assoc; 100:526-532

Instructions and Normative Data for Model 32020 Purdue Pegboard. Lafayette Instrument Company

Jebsen, R.H., Taylor, N., Trieschmann, R.B., Trotter, M.J., Howard, L.A. (1969) An objective and standardized test of hand function. Arch Phys Med Rehabil; 50:311-349

Jones, R.D., Donaldson, I.M., Parkin, P.J. (1989) Impairment and recovery of ipsilateral sensory-motor function following unilateral cerebral infarction. Brain, 12:113-32

Kaegi, C., Thibault, M.-C., Giroux, F., Bourbonnais, D. (1998) The interrater reliability of force measurements using a modified sphygmomanometer in elderly subjects. Physical Therapy; 78:1095-1103

Kellor, M., Frost, J., Silberberg, N., Iversen, I., Cummings, R. (1971) Hand strength and dexterity. American Journal of Occupational Therapy, 25:77-83

Kopp, B., Kunkel, A., Flor, H., Platz, T., Rose, U., Mauritz, K.-H., Gresser, K., McCulloch, K.L., Taub E. (1997) The Arm Motor Ability Test (AMAT): Reliability, validity and sensitivity to change of an instrument for assessing disabilities in the activities of daily living. Archives of Physical Medicine and Rehabilitation; 78:615-620

Kunkel, A., Rose, U., Kopp, B., Mauritz, K.-H., Platz, T., Flor, H. (2000) Der Arm-Funktions-Test: Ein Test zur Erfassung der motorischen Fähigkeiten des Armes und der Hand bei Aktivitäten des täglichen Lebens. Zeitschrift für Neuropsychologie, in press, german

Kurtzke, J.F. (1970) Neurologic impairment in Multiple Sclerosis and the Disability Status Scale. Acta Neurol Scand; 46:493-512

Kurtzke, J.F. (1983) Rating neurologic impairment in multiple sclerosis: An expanded disability status scale (EDDS). Neurology; 33:1444-1452

Kusoffsky, H., Wadell, I., Nilsson, B.Y. (1982) The relationship between sensory impairment and motor recovery in patients with hemiplegia.

Scandinavian Journal of Rehabilitation Medicine; 14:27-32

Langhammer, B. and Stanghelle, J.K. (2000) Bobath or Motor Relearning Programme ? A comparison of two different approaches of physiotherapy in stroke rehabilitation: a randomized controlled study. Clinical Rehabilitation; 14:361-369.

Levin, H.S., High, W.M., Goethe, K.E., Sisson, R.A., Overall, J.E., Rhoades, H.M., Eisenberg, R.M., Kalisky, Z., Gary, H.E. (1987) The neurobehavioral rating scale: assessment of the behavioral sequelae fo head injury by the clinician. J Neurol Neurosurg Psychiatry; 50:183-193

Lin, F.-M., Sabbahi, M. (1999) Correlation of spasticity with hyperactive stretch reflexes and motor dysfunction in hemiplegia. Arch Phys Med Rehabil; 80:526-530

Lin, J.H., Hsueh, I.P., Sheu, C.F., Hsieh, C.L. (2004) Psychometric properties of the sensoly scale of the Fugl-Meyer Assessment in stroke patients. Clin Rehabil, 18: 391-397

Lincoln, N., Leadbitter, D. (1979) Assessment of motor function in stroke patients. Physiotherapy, 65:48-51

Lindmark, B., Hamrin, E. (1988) Evaluation of functional capacity after stroke as a basis for active intervention. Scand J Rehabil Med; 20:111-115

Loewen, S.C., Anderson, B.A (1990) Predictors of stroke outcome using objective measurement scales. Stroke; 21:78-81

Loewen, S.C., Anderson, B.A. (1988) Reliability of modified motor assessment scale and the Barthel Index. Phys Ther, 68:1077-1081

Lyle, R.C. (1981) A performance test for assessment of upper limb function in physical rehabilitation treatment and research. Int J Rehab Research; 4:483-492

Malouin, F., Pichard, L., Bonneau, C., Durand, A., Corriveau, D. (1994) Evaluating motor recovery early after stroke: Comparison of the Fugl-Meyer Assessment and the Motor Assessment Scale. Arch Phys Med

Rehabil; 75:1206-1212

Marque, Ph., Felez, A., Puel, M., Demonet, J.F., Guiraud-Chaumeil, B., Roques, C.F., Chollet, F. (1997) Impairment and recovery of left motor function in patients with right hemiplegia. Journal of Neurology, Neurosurgery, and Psychiatry; 62:77-81

Masur, H. Skalen und Scores in der Neurologie. Stuttgart, New York, Thieme Verlag 2000, 2. Aufl., german

Mathiowetz, V., Kashman, N., Volland, G., Weber, K., Dowe, M., Rogers, S. (1985a) Grip and pinch strength: Normative data for adults. Archives of Phys Med Rehabil; 66:69-72

Mathiowetz, V., Volland, G., Kashman, N., Weber, K. (1985c) Adult Norms for the Box and Block Test of manual dexterity. American Journal of Occupational Therapy; 39:386-391

Mathiowetz, V., Weber, K., Kashman, N., Volland, G. (1985b) Adult norms for Nine Hole Peg Test of finger dexterity. Occup Ther J Res; 5:25-38

McCulloch, K., Cook, E.W., Fleming, W.C., Novack, T.A., Nepomuceno, C.S., Taub, E. (1988) A reliable test of upper extremity ADL function (abstract). Archives of Physical Medicine and Rehabilitation; 69:755

Miltner, W.H.R., Bauder, H., Sommer, M., Dettmers, C., and Taub, E. (1999) Effects of constraint-induced movement therapy on patients with chronic motor deficits after stroke. A replication. Stroke; 30: 586-92.

Nelles, G., Jentzen, W., Jueptner, M., Müller, S., and Diener, H.C. (2001) Arm training induced brain plasticity in stroke studied wih serial positron emission tomography. NeuroImage; 13: 1146-1154

Nygard, L., Bernspang, B., Fisher, A.G., Winblad, B. (1994) Comparing motor and process ability of persons with suspected dementia in home and clinic settings. American Journal of Occupational Therapy; 48:689-696

O'Connor, D., Kortman, B., Smith, A., Ahern, M., Smith, M., Krishnan, J. (1999) Correlation between objective and subjective measures of hand function in patient with rheumatoid arthritis. J Hand Ther, 12:323-329

Oldfield, R.C. (1971) The assessment and analysis of handedness: The Edinburgh Inventory. Neuropsychologia; 9:97-113

Park, S., Fisher, A.G., Velozo, C.A.(1994) Using the assessment of motor and process skills to compare occupational performance between clinic and home settings. Am J Occup Ther, 48:697-709

Parker, V.M., Wade, D.T., Langton-Hewer, R. (1986) Loss of arm function after stroke: measurement, frequency, and recovery. International Rehabilitation Medicine; 8:69-73

Platz, T., Prass, K., Denzler, P., Bock, S., Mauritz, K.-H. (1999) Testing a motor performance series and a kinematic motion analysis as measures of performance in high functioning stroke patients: reliability, validity, and responsiveness to therapeutic intervention. Arch Phys Med Rehabil; 80:270-277

Platz, T., Winter, T., Müller, N., Pinkowski, C., Eickhof, C., Mauritz, K.-H. (2001) Arm Ability Training for Stroke and Traumatic Brain Injury Patients with mild arm paresis. A Single-Blind, Randomized, Controlled Trial. Archives of Physical Medicine and Rehabilitation; 82: 961-968.

Platz, T. and Denzler, P. (2002) Do psychological variables modify motor recovery among patients with mild arm paresis after stroke or traumatic brain injury who receive the Arm Ability training ? Restorative Neurology and Neuroscience; 20: 37-49.

Platz, T., Kim, I.-H., Engel, U., Kieselbach, A., and Mauritz, K.-H. (2002) Brain activation pattern as assessed with multi-modal EEG analysis predict motor recovery among stroke patients with mild arm paresis who receive the Arm Ability training. Restorative Neurology and Neuroscience; 20: 21-35.

Platz, T., Eickhof, C., van Kaick, S., Engel, U., Pinkowski, C., Kalok, S., and Pause, M. (2004a) Impairment-oriented training for arm paresis after stroke: a single blind, randomised, controlled multicentre trial. Evidence-based Neurorehabilitation – Regional European WFNR congress, 30.9.-2.10.04, Zürich. Neurologie & Rehabilitation, Suppl. 1 : 9-10

Platz, T., van Kaick, S., Möller, L., Freund, S., Winter, T., and Kim, I.-H. (2004b) Impairment-oriented training and training-induced adaptive motor cortex reorganisation after stroke: a fTMS study. 77. Jahrestagung der Deutschen Gesellschaft für Neurologie, Düsseldorf 6.10. - 9.10.2004. Akt Neurologie 31:73

Platz, T., Pinkowski, C., van Wijck, F., Kim, I.-H., di Bella, P., Johnson, G. (2005) Reliability and validity of arm function assessment with standardised guidelines for the Fugl-Meyer Test, Action Research Arm Test and Box and Block Test: a multi-centre study. Clinical Rehabil; 19:404-411

Poole, J.L., Whitney, S.L. (1988) Motor Assessment Scale for stroke patients: concurrent validity and interrater reliability. Arch Phys Med Rehabil; 69:195-197

Provinciali, L., Ceravolo, M.G., Bartolini, M., Logullo, F., Danni, M. (1999) A multidimensional assessment of multiple sclerosis: relationships between disability domains. Acta Neurol Scand; 100:156-162

Rapin, L., Tourk, L.M., Costa, L.D. (1966) Evaluation of the Purdue Pegboard as a screening test for brain damage. Developmental Medicine and Child Neurology; 8:45-54

Reynolds, G., Archibald, K.C., Brunnström, S, Thompson, N. (1958) Preliminary report on neuromuscular function testing of the upper extremity in adult hemiplegic patients. Arch Phys Med; 39:303

Roberts, L., Counsell, C. (1998) Assessment of clinical outcomes in acute stroke trials. Stroke; 29:986-991

Rödén-Jüllig, A., Gustafsson, C., Fugl-Meyer, A. (1994) Validation of four scales for the acute stage of stroke. J Internal Med; 236:125-136

Rosen, B., Dahlin, L.B., Lundborg, G. (2000) Assessment of functional outcome after nerve repair in a longitudinal cohort. Scand J Plast Reconstr Surg Hand Surg; 34:71-78

Rudman, D., Hannah, S. (1998) An instrument evaluation framework: Description and application to assessments of hand function. Journal of Hand Therapy; 11:266-277

Sanford, J., Moreland, J., Swanson, L.R., Stratford, P.W., Gowland, C. (1993) Reliability of the Fugl-Meyer Assessment for testing motor performance in patients following stroke. Physical Therapy; 73:447-454

Schoppe, K.-J. (1974) Das MLS-Gerät: Ein neuer Testapparat zur Messung feinmotorischer Leistungen. Sonderdruck aus Diagnostica XX/1:43-46, german

Sharpless, J.W. The nine-hole peg test of finger hand co-ordination for the hemiplegic patient. In: Sharpless J.W., ed. Mossman´s A Problem Oriented Approach to Stroke Rehabilitation. Springfield, Illinois: Charles C. Thomas; 1982:420-423

Siegel, M., Hirschorn, B. (1958) Adolescent norms for the Purdue Pegboard Tests. Personnel and Guidance Journal; 36:363-365

Sjögren, K., Fugl-Meyer, A.R. (1982) Adjustment to life after stroke. With special reference to sexual intercourse and leisure. J Psychosom Res; 26:409

Smith, H.B. (1973) Smith Hand Function Evaluation. Am J Occup Ther, 27; 244-251

Sollerman, C., Ejeskar, A. (1995) Sollerman hand function test. A standardised method and its use in tetraplegic patients. Scand J Plast Reconstr Surg Hand Surg; 29:167-176

Spaulding, S.J., McPhearson, J.J., Strachota, E.S., Kuphal, M., Ramponi, M. (1988) Jebsen Hand Function Test: Performance of the uninvolved hand in hemiplegia and of right-handed, right and left hemiplegic persons. Arch Phys Med Rehabil; 69:419-422

Spreen, O., Strauss, E.E. A compendium of neuropsychological tests: administration, norms and commentary. London: Oxford Medicine, 1991

Sturm, W., Büssing, A. (1985) Ergänzende Normierungsdaten und Retest-Reliabilitätskoeffizienten zur motorischen Leistungsserie (MLS) nach Schoppe. Diagnostica; 3:234-245

Sunderland, A., Tinson, D., Bradley, L., Hewer, R.L. (1989) Arm function after stroke. An evaluation of grip strength as a measure of recovery and a prognostic indicator. Journal of Neurology, Neurosurgery and Psychiatry; 52:1267-72

Sunderland, A., Tinson, D.J., Bradley, E.L., Fletcher, D. Langton Hewer, R., Wade, D.T. (1992) Enhanced physical therapy improves recovery of arm function after stroke. A randomised controlled trial. Journal of Neurology, Neurosurgery, and Psychiatry; 55:530-535

Teasdale, G., Jennet, B. (1974) Assessment of coma and impaired consciousness. A practical scale. Lancet; (ii):81-83

Tiffin, J. (1948) Purdue Pegboard Examiner Manual. Chicago, IL: Science Research Associates

Tiffin, J., Asher, E.J. (1948) The Purdue Pegboard: Norms and studies of reliability and validity. Journal of Applied Psychology; 32:234-47

Turton, A., Fraser, C. The use of a simple aiming task to measure recovery following stroke. Unpublished.

Turton, A.J., Fraser, C.M. (1986) A test battery to measure the recovery of voluntary movement control following stroke. Int Rehabil Med; 8:74-78

Twitchell, T.E. (1951) The restoration of motor function following hemiplegia in man. Brain; 74:443

van Buskirk, C. (1954) Return of motor function in hemiplegia. Neurology; 4:919-928

van der Lee, J.H., Beckermann, H., Lankhorst, G.J., Bouter, L.M. (2001) The responsiveness of the Action Research Arm test and the Fugl-Meyer Assessment scale in chronic stroke patients. J Rehabil Med;

33:110-113

van der Lee, J.H., de Groot, V., Beckermann, H., Wagenaar, R.C., Lankhorst, G.J., and Bouter, L.M. (2001) The intra- and interrater reliability of the Action Research Arm test: a practical test of upper extremity function in patients with stroke. Arch Phys Med Rehabil; 82: 14-19

van der Lee, J.H., Beckermann, H., Knol, D.L., de Vet, H.C., Bouter, L.M. (2004) Clinimetric properties of the motor activity log for the assessment of arm use in hemiparetic patients. Stroke 35: 1410-1414

van Wijck, F., Pandyan, A.D., Johnson, G.R., Barnes, M.P. (2001) Assessing motor deficits in neurological rehabilitation: patterns of instrument usage. Neurorehabilitation and Neural Repair; 15:23-30

Vega, A. (1969) Use of Purdue pegboard and finger tapping performance as a rapid screening test for brain damage. J Clin Physiol; 25:255-8

Wade, D.T., Langton Hewer, R. (1987) Motor loss and swallowing difficulty after stroke: frequency, recovery and prognosis. Acta Neurol Scand; 76:50-54

Wade, D.T., Langton Hewer, R., Wood, V.A., Skilbeck, C.E., Ismail, H.M. (1983) The hemiplegic arm after stroke: measurement and recovery. J Neurol Neurosurg Psychiatrie; 46:521-524

Wade, D.T.: Measurement in neurological rehabilitation. Oxford University Press, Oxford, New York, Tokyo, 1992

Walker-Batson, D.W., Smith, P., Curtis, S., Unwin, H., Greenlee, R. (1995) Amphetamine paired with physical therapy accelerates motor recovery after stroke. Stroke; 26: 2254-2259

Wang, C.H., Hsieh, C. L., Dai, M.H., Chen, C.H., Lai, Y.F. Inter-rater reliability and validity of the stroke rehabilitation assessment of movement (stream) instrument. J Rehabil Med; 34:20-24

Whetsell, G.W. (1995) Total quality management. In: Graham NO (ed.), Quality in health care. Theory, application, and evolution. Gaithersburg: Aspen Publishers, 1995, pp. 79-91

WHO (2001). The ICF (International Classification of Functioning, Disability and Health). Geneva: World Health Organization. http://www3.who.int/icf/icftemplate.cfm.

Wilson, D.J., Baker, L.L., Craddock, J.A. (1984a) Functional test for the hemiparetic upper extremity. American Journal of Occupational Therapy; 38:159-164

Wilson, D.J., Baker, L.L., Craddock, J.A. (1984b) Protocol-Functional Test for the Hemiplegic/Paretic Upper Extremity. Downey, C.A.: Rancho Los Amigos Occupational Therapy Department and Rehabilitation Engineering Centre

Wood-Dauphinee, S., Williams, J.I., Shapiro, S.H. (1990) Examining outcome measures in a clinical study of stroke. Stroke; 21:731-739

Yelnik, A., Bonan, I., Debray, M., Lo, E., Gelbert, F., Bussel, B. (1996) Changes in the execution of a complex manual task after ipsilateral ischemic cerebral hemispheric stroke. Archives of Physical Medicine and Rehabilitation; 77:806-10

7 Acknowledgements
謝　辞

　信頼性と妥当性の検討にご協力をいただいた以下の各国の施設のすべてのスタッフのご協力に感謝します―ドイツ Chartié-Universitätsmedizin Berlin の神経リハビリテーション部門，英国 University of Newcastle upon Tyne の神経リハビリテーション部門，Hunters Moor 地域神経リハビリテーション，イタリア・Messina の Centro per lo Studio ed il Trattamento dei Neurolesi Lungodegenti，ベルギー・Melsbroek の国立多発性硬化症センターリハビリテーション部門．原著（Platz et al., 2005）に名を連ねた皆さん．Peter Feys（国立多発性硬化症センター PT）には評価シートのデザインにも多大な協力をいただきました．

　さらに，各テスト項目の写真を提供していただいた C. Eickhof（PT），S. Freund（MD），S. van Kaick（PT, MSc）に感謝します．

　本書の作成は EU の資金援助によるプログラムの下に行われた：DE4203, DRAMA–Developments in Rehabilitation of the Arm–TELEMATICS APPLICATIONS PROGRAMME（Disabled and Elderly）．原稿の準備は German Federal Minister for Education and Research からの援助により行われた．

8 評価シート
Score sheets

　Fugl-Meyer test，Action Research Arm test，Box and Block test の評価シートは次に示す．

Fugl-Meyer Arm score

患者名：　　　　　　　　　　　場所：
評価者名：　　　　　　　　　　日付：
評価上肢：左 □　or　右 □

◆ A　肩 - 肘 - 前腕（座位）

I　反射 上腕二頭筋，三頭筋，手指屈筋	反射なし　　　　　　　　　　□0 上腕二頭筋/または 手指屈筋に反射あり　　　　　□2 反射なし　　　　　　　　　　□0 伸筋に反射あり　　　　　　　□2		/4
II　動的共同運動における随意運動 （患者は背もたれに背中をつけて座る） a) 屈筋共同運動：肩を引いて「手を（同側の）耳までもっていく」　　　前腕 　　　　　　　　　　　　　　　肘 　　　　　　　　　　　　　　　肩 b) 伸筋共同運動：屈筋共同運動の位置（必要であれば支持をして）から手を反対の膝へ置く．膝が離れていることを確認する 　　　　　　　　　　　　　　　前腕 　　　　　　　　　　　　　　　肘 　　　　　　　　　　　　　　　肩	なし　　部分的　　完全 回外：□0　　□1　　□2 屈曲：□0　　□1　　□2 外旋：□0　　□1　　□2 外転（90度）：□0　□1　□2 挙上：□0　　□1　　□2 引き上げ：□0　□1　　□2 回内：□0　　□1　　□2 伸展：□0　　□1　　□2 内転＋内旋：□0　□1　□2		/18
III　動的屈筋共同運動と伸筋共同運動の混合随意運動 a) 手を腰へ 「手を後ろへ回してください」 患者はいすの背もたれの前に座る b) 肩屈曲0～90度 肘は伸展位で前腕中間位にして「親指を上にして，伸ばした手を上にあげてください」と指示する 評価者は開始肢位をとらせるために介助してもよい c) 前腕回内外 肘90度屈曲，肩屈曲0度 患者は介助なしにこの肢位をとらなければならない 関節可動域に合わせて採点する 上腕肩甲関節による代償動作に注意する	手は上前腸骨棘より後ろへ 行かない　　　　　　　　　　□0 重力を用いることなく手は 上前腸骨棘を越える　　　　　□1 完全に可能　　　　　　　　　□2 上肢はすぐに外転するか 肘が屈曲する　　　　　　　　□0 上肢はすぐには外転せず， 肘も屈曲しない　　　　　　　□1 完全に可能　　　　　　　　　□2 開始肢位にすることが不能 または回内外が不能　　　　　□0 開始肢位とすることは可能 で運動中も保持は可能だが 回内外は制限　　　　　　　　□1 完全に可能　　　　　　　　　□2		/6

From: ARM Arm Rehabilitation Measurement, © Thomas Platz, 2005

Ⅳ 共同運動なしの随意運動			
a) 肩外転 0〜90 度 肘伸展位，前腕回内位 評価者は開始肢位をとらせるために介助してもよい	すぐに前腕回外または肘屈曲	☐ 0	
	運動は不完全，または肘が屈曲，または前腕の回内位の保持が困難	☐ 1	
	完全に可能	☐ 2	
b) 肩屈曲 90〜180 度 肩外転 0 度で肘は伸展位，前腕中間位で「親指を上にして伸ばした手を上げる」 開始位置をとらせるために評価者は介助してもよい	すぐに肩外転または肘屈曲	☐ 0	
	すぐには肩外転または肘屈曲は認めない	☐ 1	
	完全に可能	☐ 2	
c) 前腕回内外 肘は伸展位で，肩は 30〜90 度屈曲位 支持なしで患者はこの位置に達する必要があり他動的 ROM に応じて採点する 上腕肩甲関節による代償には注意が必要	開始肢位とすることができない，または回内外が不能	☐ 0	
	開始肢位とすることはできるが，運動中に保持することができず，回内外に制限あり	☐ 1	/6
	完全に可能	☐ 2	
Ⅴ 正常反射 前項目（Ⅳ）の合計が 6 点の場合のみ評価する	a) 評価せず 　（Ⅳの項目の合計点が 　6 点未満のため）	☐ 0	
	b) 評価する 　3 つのうち 2 つの反射は 　著明に亢進している	☐ 0	
	1 つの反射が著明に亢進して 　いる，または 2 つがやや亢進	☐ 1	/2
	反射の亢進は認めず	☐ 2	

◆ B 手関節

それぞれ，肘屈曲 90 度，肩屈曲 0 度の肢位と，肘完全伸展位，肩軽度屈曲位の肢位で行わなければならない．評価者はこの肢位をとらせ，保持させるために介助してもよい．

a) 手関節背屈 15 度保持 肩屈曲 0 度，肘屈曲 90 度，前腕は最大回内	指示された角度までの手関節の背屈は困難	☐ 0	
	抵抗なしであれば指示された肢位は可能	☐ 1	
	わずかな抵抗に抗して指示された肢位の保持が可能	☐ 2	
b) 手関節の最大掌屈-背屈の繰り返し 肩関節は屈曲 0 度，肘は屈曲 90 度，前腕は回内位．他動的 ROM に応じて採点	繰り返しの随意運動は不能	☐ 0	
	随意運動の範囲は他動的関節可動域より小さい	☐ 1	
	各部位において十分に適切な運動が行われる	☐ 2	
c) 手関節背屈 15 度保持 肩関節軽度屈曲外転位，肘伸展位，前腕回内位	指示された肢位までの手関節背屈は不能	☐ 0	
	抵抗なしで指示された手関節肢位をとることは可能	☐ 1	
	ある程度の抵抗に抗して指示された肢位を保持することが可能	☐ 2	
d) 手関節掌屈，背屈の繰り返し 肩関節は軽度屈曲外転位，肘関節伸展位，前腕回内位 他動的 ROM に応じて採点	繰り返しの随意運動は不能	☐ 0	
	随意運動の範囲は他動的 ROM の範囲より小さい	☐ 1	
	各部位で十分適切な運動が行われる	☐ 2	
e) 手関節分回し運動 肩関節 0 度，肘関節屈曲 90 度 評価者は前腕を支えてもよいが，動きを抑えないようにする．	不能	☐ 0	
	拙劣または不完全な動き	☐ 1	/10
	各部位において十分に適切な動きが行われる	☐ 2	

From: ARM Arm Rehabilitation Measurement, © Thomas Platz, 2005

◆ C 手

7項目を評価する．5つは異なる握り動作（異なったタイプの筋の協調運動）である．このセクションのFugl-Meyer testは患者自ら行う運動の能力に焦点を絞っている．必要であれば，評価者は肘を90度に保つように支えてもよいが手関節は支えてはいけない．

a) 手指屈曲	屈曲しない	□0
	十分ではないがある程度屈曲する	□1
	非麻痺側と同程度に十分な自動屈曲	□2
b) 手指伸展 最大屈曲位（他動的）から	不能	□0
	十分ではないがある程度の伸展 または，集団屈曲握りから自ら 開くことが可能	□1
	非麻痺側と同程度に十分な自動 伸展運動	□2
握りテスト すべての握りテストは自動運動（握る）と静止運動（抵抗に抗して保つ）という明確に区別された要素からなる．指示された肢位は課題中に保持されなければならない．		
c) 握りA：MCP伸展，PIPとDIP屈曲 握りは抵抗に抗して保持されなければならない	指示された肢位は不能	□0
	弱い握り	□1
	比較的強い抵抗に抗して 握りを保持	□2
d) 握りB：示指と拇指伸展位 （拇指と示指を伸ばした状態で，親指の掌側と示指の中手骨で水平方向に引っ張る力に抗して紙片を保持）	機能的に遂行困難	□0
	引っ張らなければ紙片を保持可能	□1
	引っ張られても紙片は保持可能	□2
e) 握りC：拇指－示指　指腹つまみ （拇指と示指の指腹で鉛筆を上方へ引っ張ることに対して保持する）	機能的に不能	□0
	抵抗がなければ鉛筆は保持	□1
	引っ張られても鉛筆は保持	□2
f) 握りD：拇指と示指の掌側を対立 （円筒上の物を，上方への引っ張ることに抗して保持する）	機能的に不能	□0
	引っ張られなければ保持は可能	□1
	引っ張られても保持は可能	□2
g) 握りE：球体握り （テニスボールを握って，下方への引っ張りに抗して保持する）	機能的に不能	□0
	引っ張られなければテニス ボールを保持することが可能	□1
	引っ張られてもテニスボール の保持は可能	□2

/14

From: ARM Arm Rehabilitation Measurement, © Thomas Platz, 2005

◆ D 強調 / スピード

指鼻試験 開始肢位では肘は最大伸展，肩は90度外転				
a) 振戦	著明 □ 0	軽度 □ 1	なし □ 2	
b) 測定障害 (Dysmetria)	著明 または 一定しない □ 0	わずか， 一定している □ 1	なし □ 2	
c) 時間 健側との差	＞6秒 □ 0 右時間： 　　　　秒	2〜5秒 □ 1 左時間： 　　　　秒	＜2秒 □ 2	/6
上肢運動機能の合計				/66

◆ H 感覚

a) 触覚 両方の上肢ならびに手掌で軽く触り，同じような質，強さで感じているかどうかを尋ねる 触覚は以下にように採点する 0：感覚脱失 1：感覚低下，異常感覚 2：正常				
前腕掌側	□ 0	□ 1	□ 2	
手掌	□ 0	□ 1	□ 2	

From: ARM Arm Rehabilitation Measurement, © Thomas Platz, 2005

b) 関節位置覚 患者には目を閉じてもらい，関節位置覚を以下のように採点する 0：感覚脱失 1：非麻痺側関節と比べると差を認めるが，3/4 は正答する 2：すべて正答し，非麻痺肢と比べても差を認めない				
肩関節	☐ 0	☐ 1	☐ 2	
肘関節	☐ 0	☐ 1	☐ 2	
手関節	☐ 0	☐ 1	☐ 2	
拇指指節関節	☐ 0	☐ 1	☐ 2	
上肢感覚の合計				/12

◆ J 他動的関節可動域 / 関節痛

a) 他動的関節可動域 他動的関節可動域を以下のように採点する 0：ほとんど動かない 1：他動的関節可動域は減少 2：他動的関節可動域は正常					
肩	屈曲	☐ 0	☐ 1	☐ 2	
	外転 90 度	☐ 0	☐ 1	☐ 2	
	外旋	☐ 0	☐ 1	☐ 2	
	内旋	☐ 0	☐ 1	☐ 2	
肘	屈曲	☐ 0	☐ 1	☐ 2	
	伸展	☐ 0	☐ 1	☐ 2	
前腕	回内	☐ 0	☐ 1	☐ 2	
	回外	☐ 0	☐ 1	☐ 2	
手関節	屈曲	☐ 0	☐ 1	☐ 2	
	伸展	☐ 0	☐ 1	☐ 2	
手指	屈曲	☐ 0	☐ 1	☐ 2	/24
	伸展	☐ 0	☐ 1	☐ 2	

From: ARM Arm Rehabilitation Measurement, © Thomas Platz, 2005

b）関節痛

　関節痛の出現を以下のように採点する

　0：関節運動のすべての範囲ではっきりとした痛みの訴え，または実際の関節可動域の最終域で非常に著明な痛み

　1：わずかな痛み

　2：痛みなし

肩	屈曲	☐ 0	☐ 1	☐ 2	
	外転 90 度	☐ 0	☐ 1	☐ 2	
	外旋	☐ 0	☐ 1	☐ 2	
	内旋	☐ 0	☐ 1	☐ 2	
肘	屈曲	☐ 0	☐ 1	☐ 2	
	伸展	☐ 0	☐ 1	☐ 2	
前腕	回内	☐ 0	☐ 1	☐ 2	
	回外	☐ 0	☐ 1	☐ 2	
手関節	屈曲	☐ 0	☐ 1	☐ 2	
	伸展	☐ 0	☐ 1	☐ 2	
手指	屈曲	☐ 0	☐ 1	☐ 2	/24
	伸展	☐ 0	☐ 1	☐ 2	
		上肢関節可能域および関節痛の合計			/48

Reference: Fugl-Meyer, A. R., Jääskö, L., Leyman, I., Olsson, S., Steglind, S. (1975) The post-stroke hemiplegic patient. Scand J Rehab Med; 7 : 13-31

From: ARM Arm Rehabilitation Measurement, © Thomas Platz, 2005

Action Research Arm test

患者名：　　　　　　　　　場所：
評価者名：　　　　　　　　日付：
評価上肢：左 □　or　右 □

◆ A. サブテスト　つかみ

つかみ	評価	
	左	右
1　木製ブロック 10 cm （もし3点ならば合計点を18点とし，握りへ移る）		
2　木製ブロック 2.5 cm （もし0点ならば合計点を0点とし，握りへ移る）		
3　木製ブロック 5 cm		
4　木製ブロック 7.5 cm		
5　クリケットボール直径 7.5 cm		
6　石 10 × 2.5 × 1 cm		
小　計　　つかみ	/18	/18

◆ B. サブテスト　握り

握り	評価	
	左	右
1　水をグラスからグラスへ注ぐ （もし3点ならば合計点を12点とし，つまみへ移る）		
2　円筒 2.25 cm （もし0点ならば合計点を0点とし，つまみへ移る）		
3　円筒 1 cm		
4　ワッシャーをボルトへ		
小　計　　握り	/12	/12

From: ARM Arm Rehabilitation Measurement, © Thomas Platz, 2005

◆ C. サブテスト つまみ

つまみ	評価	
	左	右
1 ボールベアリング 6 mm, 母指と環指 （もし 3 点ならば合計点を 18 点とし, 粗大運動へ移る）		
2 ビー玉 1.5 cm, 母指と示指 （もし 0 点ならば合計点を 0 点とし, 粗大運動へ移る）		
3 ボールベアリング 6 mm, 母指と中指		
4 ボールベアリング 6 mm, 母指と示指		
5 ビー玉 1.5 cm, 母指と環指		
6 ビー玉 1.5 cm, 母指と中指		
小 計　つまみ	/18	/18

◆ D. サブテスト 粗大運動

粗大運動	評価	
	左	右
1 手を後頭部へ置く （もし 3 点ならば合計点を 9 点とし, 終了する）		
2 手を頭頂部へ置く		
3 手を口へ		
小 計　粗大運動	/9	/9

◆ 合計点

合計点		
合計点（すべてのサブテスト）	/57	/57

Reference: Lyle, R.C. (1981) A performance test for assessment of upper limb function in physical rehabilitation treatment and research. Int J Rehab Research; 4 : 483-492

From: ARM Arm Rehabilitation Measurement, © Thomas Platz, 2005

Box and Block test

患者名：　　　　　　　　　　　場所：
評価者名：　　　　　　　　　　日付：

	左	右
得 点		

Reference: Mathiowetz, V., Volland, G., Kashman, N., Weber, K. (1985) Adult Norms for the Box and Block Test of manual dexterity Journal of Occupational Therapy; 39: 386-391

From: ARM Arm Rehabilitation Measurement, © Thomas Platz, 2005

【監訳者略歴】

藤原　俊之（ふじわら　としゆき）

1993 年	福井医科大学医学部卒業
	慶應義塾大学医学部リハビリテーション科研修医
1995 年	慶應義塾大学医学部リハビリテーション医学教室助手
2002 年	UCL-Institute of Neurology (UK) Research fellow
2003 年	国立東埼玉病院リハビリテーション科医長
2004 年	慶應義塾大学医学部リハビリテーション医学教室助手
2005 年	慶應義塾大学医学部リハビリテーション医学教室講師
2014 年	東海大学医学部専門診療学系リハビリテーション科学准教授
2017 年	順天堂大学大学院医学研究科リハビリテーション医学教授

博士（医学）（2002 年，慶應義塾大学）
日本リハビリテーション医学会認定臨床医，日本リハビリテーション医学会専門医，日本リハビリテーション医学会指導医，義肢装具等適合判定医，身体障害者福祉法第15条指定医，日本臨床神経生理学会専門医（筋電図・神経伝導検査）

上肢リハビリテーション評価マニュアル　ISBN978-4-263-21865-5

2011 年 6 月 20 日　第 1 版第 1 刷発行（1st ed.）　日本語版翻訳出版権所有
2017 年 5 月 15 日　第 1 版第 4 刷発行

原著者　Thomas Platz
　　　　Cosima Pinkowski
　　　　Frederike van Wijck
　　　　Garth Johnson

監訳者　藤　原　俊　之
発行者　白　石　泰　夫

発行所　医歯薬出版株式会社
〒113-8612　東京都文京区本駒込1-7-10
TEL.（03）5395-7628（編集）・7616（販売）
FAX.（03）5395-7609（編集）・8563（販売）
http://www.ishiyaku.co.jp/
郵便振替番号 00190-5-13816

乱丁，落丁の際はお取り替えいたします　　印刷・あづま堂印刷／製本・明光社

© Ishiyaku Publishers, Inc., 2011. Printed in Japan

本書の複製権・翻訳権・翻案権・上映権・譲渡権・貸与権・公衆送信権（送信可能化権を含む）・口述権は，医歯薬出版（株）が保有します．

本書を無断で複製する行為（コピー，スキャン，デジタルデータ化など）は，「私的使用のための複製」などの著作権法上の限られた例外を除き禁じられています．また私的使用に該当する場合であっても，請負業者等の第三者に依頼し上記の行為を行うことは違法となります．

JCOPY ＜(社)出版者著作権管理機構　委託出版物＞
本書をコピーやスキャン等により複製される場合は，そのつど事前に(社)出版者著作権管理機構（電話 03-3513-6969，FAX 03-3513-6979，e-mail：info@jcopy.or.jp）の許諾を得てください．